序言

——向您推荐能够留住青春，让自己具有免疫力的生活方式

虽然我的年龄已经远远超过了六十岁，但我还是会定期去印度尼西亚、中国内地进行诊疗或研究，而且我还要举行演讲，到大学执教，非常忙碌，但是我多次经历了年轻人放弃跟我出去的事情。这到底是为什么呢?

日本人不仅体力差，而且患上花粉症、特异反应症等过敏症的人增多了，抑郁症、性冷淡等病症在社会蔓延……这让我觉得日本人几乎已经失去了作为一种“生物”的强健体魄。

这是因为在过于清洁的环境中，曾经与人类共同生存的微生物和寄生动物从人类身边消失了，从而使人类失去了需要靠微生物和寄生动物来培养的“免疫力”。而且，在过于神经质的现代社会，人们总是首先重视“大脑”，而非自己的肉体这一自然体，这也是一个原因。曾经让人类获得幸福的发达文明，如今却给人类带来了不幸。

在整个世界，人们已经留意到这种反论，并在如何留住“青春和健康”的研究上取得了进展。

根据研究，我们了解到，人类的遗传因子与一万年前人类寻找

食物，被迫过着艰苦生活的时候相比，没有变化。一回到那种环境下，人类身体的反应就会立刻精神起来。所谓那种环境，就是食用自然的食物、积极运动、与生物共生的环境。

通过这一研究成果，我们找到了留住青春的窍门。本书从现代科学角度，考察了以下九点机能：

○一旦环境过于清洁，人的寿命就会缩短。

○保护好肠道，选择能够增加肠内细菌的饮食生活。

○以天然食物为基本食物，多吃蔬菜、豆类和豆制品，还要摄取充足的动物性蛋白质。

○以轻松的笑脸面对生活，活化NK细胞。

○亲近自然。

○适当地运动，但切忌过度。

○饮用适合自己的水。

○谈恋爱，有适当的性生活。

○适当地摄取营养品。

这本书如果能帮大家快乐地度过漫长的人生，我将荣幸之至。

二〇〇八年六月

东京医科齿科大学名誉教授 藤田纮一郎

Longevity Book

【日】藤田纮一郎　著
张海燕　译

不老书

HAN BOOK 版 武汉出版社
WUHAN PUBLISHING HOUSE

（鄂）新登字08号
图书在版编目（CIP）数据
不老书 /（日）藤田纮一郎著；张海燕译. —武汉：武汉出版社，2010.2（2018.12重印）
ISBN 978-7-5430-4679-5

Ⅰ. 不… Ⅱ. ①藤… ②张… Ⅲ. 免疫学—普及读物
Ⅳ. R392-49

中国版本图书馆CIP数据核字（2010）第004021号

书　　名：不老书

作　　者：（日）藤田纮一郎
策划编辑：李异鸣　杨　肖
责任编辑：王冠含
封面设计：象上品牌设计
出　　版：武汉出版社
社　　址：武汉市江岸区兴业路136号　　邮　编：430014
电　　话：（027）85606403　85600625
http: //www.whcbs.com　　E-mail:zbs@whcbs.com
印　　刷：廊坊市长岭印务有限公司　　经　销：新华书店
开　　本：889mm × 1194mm　1/32
印　　张：7　　字　数：130千字
版　　次：2010年2月第1版　2018年12月第3次印刷
定　　价：59.80元

目录

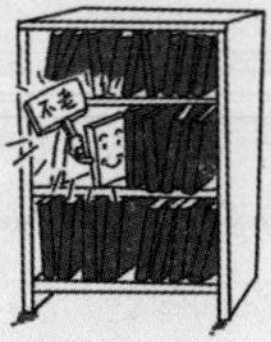

序言

第4章 “适量运动”的巨大功效

第5章 什么是长生不老和返老还童之“水”

第6章　如何才能“恋爱到老”

第7章　所谓的抗衰老科学，是真的吗

第1章

进化医学，返老还童不是梦

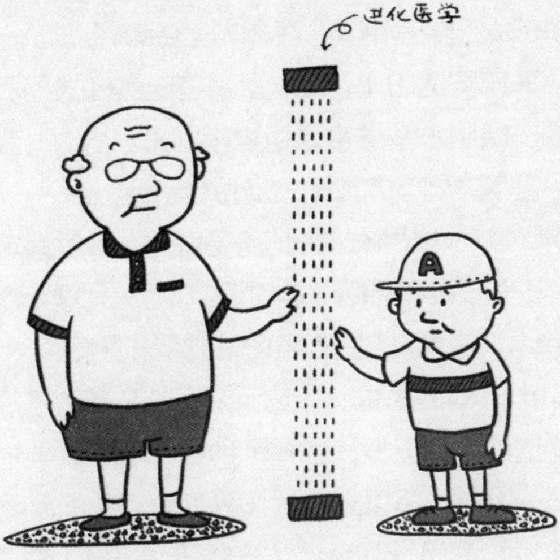

我是如何从病秧子变得强健的

我从大学退休后，愈发忙碌起来。一年中，我依然有近 1/4 的时间到印度尼西亚、菲律宾、中国等地出差，而且，我又到大学执教了，还担任了医疗综合公司的社外董事长，在这 20 年间，我还举行了许多演讲，而且从未取消过一次演讲。

我认为我比同龄的人们更有精神，在体力上更年轻。

在印度尼西亚、菲律宾的山里，我一直坚持坐飞机的经济舱出行，并把大量粪便、饮用水塞进旅行包内带回来。当时，我曾带年轻的医生们去，但中途倒下的肯定会是那些年轻人。

尽管我的身体如此好，但如果长时间在东京生活，我就会觉得身体有些不舒服。在思考“其中的原因”的过程中，这一问题与这本书的主题——留住“青春”的秘诀之间的密切关系浮出了水面。

我以前本来是整形外科的医生。在洗手间里，我碰到了曾任热带病调查团团长的加纳六郎教授，这真是我的“运数”。学生时代，我曾经是柔道部的领袖，所以教授拜托我从柔道部的部员里找一个人帮调查团拿行李，但是我忘记了这件事，于是，为了负责，我自己便作为拿行李的人员，与调查团同行。

在为热带病调查团帮忙的过程中，加纳教授对我说："你笨手笨脚的，不适合做整形外科医生。你还是转行研究寄生虫、细菌、病毒等微生物比较合适。"我相信了教授的话，毫不犹豫地离开了整形外科，转而开始研究蛔虫等微生物。

实际上，当时为热带病调查团拿行李的不止我一个人。还有一位同样出身于柔道部的整形外科医生须川勋君。加纳教授对须川君也提出了"你笨手笨脚……"的建议，但是须川君依然留在了整形外科，现在，他在需要做事非常灵巧的"手外科"，已经成了能够代表日本的有名整形外科医生（图 1-1）。

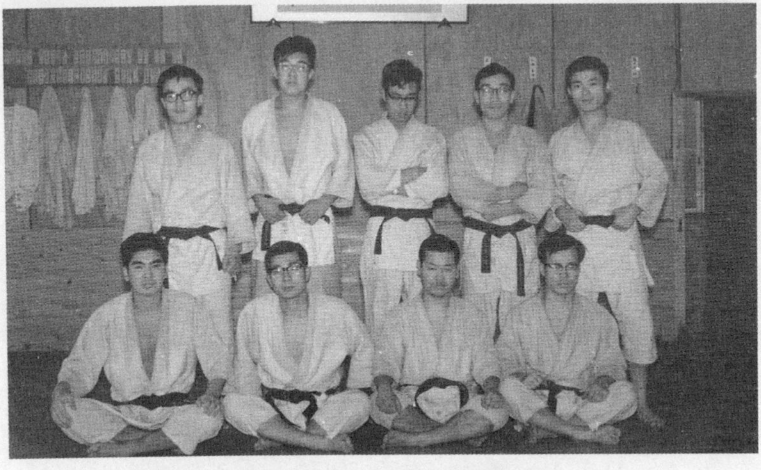

图 1-1　学生时代的我（后排左起第 2 个人）。

少年时期，我曾在三重县的乡下生活过，我之所以能够轻松地转行研究寄生虫学、微生物学，我想是因为在上高中一年级之前，我一直与虫、鸟、鱼为伴，受到了很大的影响。而且，这件事不仅对我转行起了作用，还对我的健康生活具有非常重要的意义。

小的时候，我是一个身体很弱的孩子。在三重县多气郡明星村（现在的明和町）的立明星小学接受体检的时候，村里的医生判定我是“营养不好”。当时，我的父亲任国立结核疗养院的院长，我记得，那时我父亲来到学校，还与村里的医生对质说：“什么叫‘营养不好’，你如果说‘营养不良’我还能够理解。”我父亲平日里就与村里的医生关系不太好。

不久，我开始自己饲养山羊和鸡，还每天喝自己挤的山羊奶，吃自己养的鸡刚生出来的鸡蛋。我还从田里直接摘来自己种的蔬菜，作为小菜食用，特别是黄瓜、茄子、番茄等。当时，除了蚂蚱、田螺、泥鳅，我还常吃口蘑等菌类，以及野草莓、酸模等野生的草或果实。

在如此自然的生活中，在不假加工的状态下食用自然带给我们的食材，让本来体弱多病的我变成了一个健康的少年。

“自然”而“燃”的生存能力

在《朝日新闻》这份报纸上，“父亲的脊梁”这个系列已经持续多年了。我也在这个系列上发表了文章。

我的父亲是结核方面的专科医生，他一直担任结核疗养院的院长，直至他 70 岁。但是，他总是把工作抛开，去玩。他曾经擅自在疗养院用地上建了一个网球场，还曾经用防火用水造了泳池。当时，在我这个孩子的心里，会比较抗拒，心想“这样做好吗”。

那个时候，结核是一种国民病，是一种传染病，所以疗养院都建于人烟稀少的乡下。我从少年时期到青年时期，一直是在疗养院的宿舍里长大的。从被认为是病原菌之巢的宿舍里出来的怪小孩也是要上小学的，所以当然会受欺负。我在学校曾经受了很大的“委屈”。但是，父亲一直佯装不知。

如今，出现了“因受欺负而自杀”的孩子。要知道，我小时候受的“期负”，比现在的孩子受到的“欺负”更严重。但是我想，当时没有孩子会因为受欺负而想自杀。当时，孩子的世界不仅仅在学校里，还在自然界中。那时的我总是在想，虽然受了很大的委屈，但总有一天我要报复。这样的场合和机会很多。

在我曾经居住的明星村的田地旁边，建有一个叫做“贮粪池”

的用于发酵粪便的小池子似的东西。“贮粪池”在当时的日本农村随处可见。池子的表面会形成一层粪便膜，非常结实。我会在上面铺上新的草，将坏孩子引诱到那里。这是为了对他们欺负我的行为进行报复。

我会说出“你的妈妈是鼓肚脐”之类的话激怒对方，一旦对方追上来，我就会朝着“贮粪池”的方向跑。曾有坏孩子不知“贮粪池”的存在，于是扑通一声掉了下去。

在受到欺负而无处可逃时，我经常“假装哭”。当时，国道的桥上没有栏杆什么的，在“假装哭”着逃跑的途中，我甚至曾经掉进河里，昏厥过去。

在疗养院，从小学的低年级时期开始，家里就让我饲养山羊。每天早上准备饵料和挤奶等事情都由我来做，直至我参加高考为止。

天气好的日子里，我会在疗养院的草地上打桩，把山羊拴上。不管我受了什么样的欺负，从学校回来，在还没看到我的时候，远处就会传来“咩、咩”的声音。有一次，我让山羊吃了湿润的草，结果山羊死了。我知道还有比我更弱小的动物，所以我不会被逼得走投无路（图 1–2）。

此外，我还养了 30 只鸡，5 只兔子。我玩耍的时候，会在庄稼地里抓泥鳅，或是抓青蛙。当时，我们大家会把麦秆插入青蛙的肛门里，往青蛙肚子里吹气，让青蛙的肚子变得鼓鼓的，或是

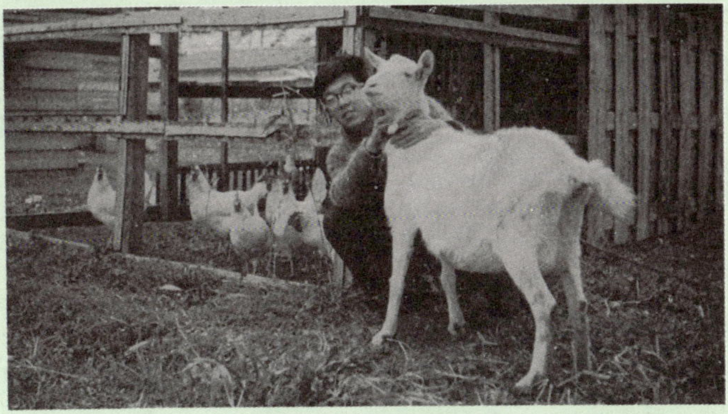

图 1-2　我和山羊

把红蜻蜓的尾巴切下来再将它放飞，我们就这样玩耍。

当时的孩子远比现在的孩子健康，我认为当时的孩子都拥有一种“生存能力”。在大自然中被昆虫、鸟、动物们围绕着生活，人类就会“掌握一种生存能力”。

心情愉快一天，我们就年轻一天

父亲从未对我说过“去学习”之类的话。高中一年级的时候，任课老师曾问我“你将来想做什么”，当时我很吃惊。一起玩的伙伴都是农家的孩子，所以我知道的职业只有农民和医生而已。那时人们家里都有土地，但是我家不同，父亲会根据自己的喜好使用工资，所以别说土地或房子了，我家连车也没有。

但是我想，也许我能够成为“父亲那样的医生”。于是我说我想当医生，老师当时吃了一惊。因为那个时候，我的成绩在 800 人中仅排名 650。但是，接下来我便努力死抠课本。经过两年的死抠课本，我在东海三县的旺文社统一模拟考试中，进入了前 100 名。后来任课老师对我说“你甚至可以上东大哦”。结果，经过一年复读，我考上了东京医科齿科大学。

父亲虽然对我们的家人没负什么责任，但不管有没有钱，他都会拼命帮助病人。而且，他每天都乐此不疲。

也许是受到父亲的影响吧，我学会了“不管别人怎么说，我都会首先做自己喜欢的事情”。我通过一个非常意外的事情投身到蛔虫等寄生虫的研究中，这是我喜欢的工作，至今为止，我都毫无抵抗情绪地进行着收集世界上的粪便这项工作。虽然国家未出资，但迄今为止，我一直都在做蛔虫能够抑制过敏症方面的研究。

父亲每天都在做着自己喜欢的事情，总的来说，他的身体很健康。父亲很擅长网球，成为整形外科医生的弟弟因网球入选国家队，技术非常高，但父亲 60 岁时还能够与他打个势均力敌。

父亲70岁的时候辞去了疗养院院长的工作，之后他继续在镇上的诊所当医生。父亲年过80的时候，受聘于静冈县的老人医院，到那里做了一名医生。我的母亲没有跟过去，所以父亲在那边一个人生活。

有一次，医院把我叫去，那里的事务长告诉我说："我们现在已经不知道他是医生还是患者了。我希望你能把他接回去。"原来，父亲患上了轻度老年痴呆症和轻度糖尿病。我把父亲接回家里的一年之后，父亲就去世了。我认为父亲在世的时候很幸福，因为他一生都处在工作岗位上。

父亲每天都在开心地做自己喜欢的工作，我想这就是父亲能够健康地工作到90岁的原动力吧。

越来越多的人随着年龄的增长而出现体力衰退，因此，留住健康和青春的抗衰老行动开始备受瞩目。年轻人渴望保持青春，老年人希望健康长寿，这无疑是很好的事情。但是，最近的抗衰老热似乎出现了期待过高、评价过高的情况。

而且，利润第一的商业主义若隐若现的情况也是不可否认的。

真正的抗衰老行动其实更加简单。抗衰老研究的共同关键词是"现代文明让人类走向衰老"。"自然"与"喜欢的事情"……我从父亲的生活方式中发现了抗衰老的基本要点。

身体运动一天，我们就年轻一天

我有一个朋友是某出版社的社长，他为了维系和年轻女性的关系，一直在秘密注射人体生长激素（HGH）。我查了一下 HGH 的功效，发现一流医学杂志《新英格兰医学杂志（The New England Journal Of Medicine）》上总结它具有减少身体脂肪、增强身体能量、去除皱纹、提高睡眠质量、增强性能力、改善免疫和心脏机能、活化大脑机能的作用。

诚如以上所述，“HGH 在留住青春”方面非常有效，但它终究是激素制剂，鲁莽注射并非一件好事。反之，最近，《新英格兰医学杂志（The New England Journal Of Medicine）》上登载了一篇主题为“想留住青春，注射 HGH 是无效的”论文。

总之，我刚才提到的朋友曾经很开心地告诉我，注射了 HGH 之后，他在性功能方面满足了他的新女朋友，而且他自己也返老还童了。

我到了这个年纪，已经对名誉、地位无欲无求了。一直很精神，性功能方面也能保持旺盛，并一直健康地迎接天寿，“毫无病痛地死去（PPK）”成了我真正的愿望。坦率地说，我心里涌现了这样一种情绪，那就是“如果可以，我也希望返老还童”。但是，

“返老还童”真的可能实现吗?

近年，用很肯定的语气说这件事完全可能实现的书出版问世了，它就是克里斯·克罗利（Chris Crowley）、亨利·洛奇（Henry S. Lodge）著的《抗衰老，更年轻》①。

被评为全美最好内科医生的亨利·洛奇博士提倡他由“进化医学”推出的“抗衰老法”。这本书是他根据这一原则，与出版时已迎来 70 岁的老护士克里斯·克罗利共同撰写的。

亨利·洛奇博士曾访问日本，并发表了“不管是六十岁的人还是七十岁的人，都可以留住年轻的肉体”的见解。他说要想做到这一点，最重要的是“运动”。

纵观人类进化的过程，我们可以发现，经过几百万年的时间，人类的身体和大脑中将“发达”或“衰退”的信息作为一种信号传送的系统得到了很大的发展。

例如，一旦不常运动，人的大脑就会做出现在是“冬天”的判断，并降低身体的代谢，积蓄脂肪。过去，人一旦整日狩猎或采集，运动量较大，大脑就会做出现在是“春天”的判断，并使代谢活跃起来，使细胞的修复或生长加速。因此，亨利·洛奇博士认为“运动”是最重要的。

① 译注：英文原称为《Younger Next Year》，泽田博、佐野惠美子译，X-Knowledge 出版。

洛奇博士认为，多运动，摄取以未精制的谷类、豆类、蔬菜类、水果、植物油为主的食物，不在社会中孤立，多与人接触，就能够“更年轻”。

到自然万物中去

我认为，自己现在之所以能够健康地活着，是因为与蛔虫、肠内细菌、病毒等各种微生物有接触。

我这样说的证据是一旦长时间在东京生活，我的身体就会不舒服，而这个时候一旦去印度尼西亚，我就会恢复健康。印度尼西亚有很多蛔虫、微生物。不仅仅是微生物，当地还有蟑螂、虱子、壁虎、蚊子，有时甚至会有猩猩、老虎出没。

与如此多种多样的生物一起生活，我的心情会很安稳，体力也会增强，从而恢复健康。

正如大家所知，我在肚子里养了绦虫。开始的时候，我养的是第一代绦虫小里见、第二代绦虫小广见，现在，第五代的小浅见正在我的肚子中茁壮成长。

我想，在日本的现代医学界，几乎没有人能够理解我的这种行为。但是，对于毫无偏见地观察世界的人，不，应该是对于整个地球的人来说，我的这种行为应该不难理解。

在美国的亚利桑那大学，有一位名叫安德鲁·威尔的教授。他是这个大学的综合医疗项目部部长。威尔教授为了在北美、南美，以及亚洲、非洲诸国进行传统医学、萨满术的研究，进行了许多实地调查。而且，他知识渊博，说到替代医学，几乎没有人敢反驳，他是美国最有影响力的学者之一。

通过对诸多发展中国家进行实地调查，他向我们揭示了“什么是真正的健康”。继欧美之后，日本也兴起了“近代唯物主义价值观垂死挣扎”的潮流，而他却大胆地对之发起了挑战。

在这个地球上生活的鲸，没有一头是身体里没有蛔虫的。我们认为鲸就是鲸，但这种想法是错误的。“鲸 + 蛔虫”才是鲸。

我想，威尔教授的思想深处，也存在这种“共生”的想法。在我们所探求的“健康”和“衰老”理论中，有些理论便是基于他的“共生”思想而产生的。

威尔教授在《如何老得很健康》[1]一书中提到，“衰老是不可逆转的，与其如此，我们还不如接受衰老这一事实，通过人生的各个层面调节身心，这样一来，我们便能永远充满活力，使生活愉

① 译注：英文原名为《HEALTHY AGING》，上野圭一译，角川书店。

快，不是吗？”

威尔教授认为，美丽而优雅地衰老直接关系到是否能够健康地生活，而且，正面看待衰老这个过程，从而了解其本质是一件非常重要的事情。

在我们一直以来所追求的文明社会中，存在着许多让我们人类从身体和精神方面走向衰老的因素。我想，威尔教授的主张会在近代价值观衰退之后到来吧，他向我们揭示出了“适应老龄化社会的可持续发展的人类蓝图”。

我们还“使用”着一万年前的细胞

大家都知道，一到树木发芽的时节，人们就会觉得郁闷或全身无力，而且这种人正在增多。

也许我们可以说，这是因为人类文明化之后，过着一种脱离自然的生活。

也就是说，初春时节，是我们从蜷缩状态转而开始工作的时候。如果是过去，这个时候，人类必须做一些种田之类的准备，进行大量的体力劳动，但是文明化之后，我们便不必再进行体力劳动了。

人类的身体中尚有一种“农业的 DNA”残留，所以一旦不进行体力劳动，人的身体就会不知所措。

而且，一到树木发芽的时节，人类性荷尔蒙的分泌节奏就容易紊乱。过去，女性是有发情期的，男性也有发情期，只是比女性稍迟一些，这个时候，男性会分泌大量的男性荷尔蒙。在这期间，人类性荷尔蒙的分泌节奏一旦紊乱，身体就会出现问题。

一到这个时节，我也常常觉得郁闷，全身无力，而且会出现性冷淡的情况。于是，我会尽量多留意情事、令人感动的事、可笑的事，以通过这种方法找回“作为生物的原始的自己”。

从 1996 年开始，我们就一直在举办“人类的家畜化现象”的研讨会。医学家、生物学家、遗传学家、生态学家等各方面的专家会聚一堂，进行了许多讨论。经过研究，我们得出了这样一个结论，那就是“我们的身体构成细胞与一万年前无异”。

一万年前，我们人类赤裸裸地生活在原始森林或草原上。而现在，构成我们身体的细胞依然没有改变，我们就这样一直存活到了现在。虽然我们人类脚的长度、下颌的形状发生了变化，但身体细胞本身并未发生变化。

提到一万年前，您也许会觉得那是相当久远的过去。但是，生物生活在地球上，已经有 38 亿年的历史了，与之相比，一万年可以说只是“眨眼之间”的事情。在如此短暂的时间里，生物的细胞未发生变化。

我们人类是一种“创造了文明和文化的生物”。在这一万年的时间里，我们将从前的原始森林、草原改造成了如此“舒适、高效、清洁的社会”。但是，这里面有一个巨大的“陷阱”，即与一万年前相比，我们的细胞本身未发生变化。

我从很早以前就认为“过于清洁的环境会导致人类患上过敏症”。掉入“清洁社会的陷阱”的现代人对于患上特应性疾病、哮喘、花粉症一事非常苦恼。

而且，现代文明、文化不仅导致我们现代人患上过敏症，还不断剥夺着我们作为生物的“生存能力”。现代人被关进了一个小小的家畜圈，吃的是快餐、方便食品等方便而便宜的饲料，从而变成了“家畜”。

既然变成了家畜，人类也就失去了靠自己生存的能力。

决不当“家畜”，找回一万年前的自我

什么是“年轻”？外表年轻就是一件好事吗？人的外表年轻，体力就充沛吗？人的外表年轻，心灵就年轻吗？是外表年轻好，还

是眼睛、耳朵毫无问题，记忆力俱佳好呢？

我认为我具有“生存能力”。

正如我刚才所说，我们人类是一种创造了文明和文化的生物。因此，我们创造出了更舒适、更方便、更清洁的现代社会。无论任何人，都会认为舒适、方便、清洁的环境是好的，所以我们人类才创造了一个这样的社会，我觉得这是一件很无奈的事情。

但是，构成我们人体的细胞与一万年前无异。也就是说，“年轻且充满活力地活着”的窍门是“让自己具备与一万年前相似的状态”。

一万年前，我们周围生活着各种各样的生物。当时不仅有大小各异的虫子，还有各种鸟类，不仅有可以食用的鱼、贝，还有会袭击人类的危险动物。当时，各种各样的生物在一个相同的环境中生存。我们人类身边一旦没有了各种各样的生物，身体和精神上就无法安定下来。但是我们如果不以人类为中心，就会不痛快，于是我们将身边的各种生物都排除掉了。

在日本这个文明社会工作的人们，会被迫身穿制服，而且不仅是穿制服的样子，就连想法也很相似。这里的人们所居住的街道没有异物，非常清洁干净，居住在这里的也都是些非常干净利索、很不显眼的人们。但是，在这样的环境中，我们的身体和精神都无法处于一种非常稳定的状态。

一万年前，我们的肚子里有蛔虫，皮肤上有很多能够保护皮肤的“皮肤常在菌”。能够为我们合成维生素，帮助我们增强免疫力的“肠内细菌”也种类丰富，数量巨大。但是，生活在近代社会的人们与这些微生物脱离了“共生”关系。

我们要想“留住青春”，充满活力地生活，首先要做的事，也许就是与排除了这些微生物的“清洁社会”诀别。

人类社会之所以会发生令人不可思议的暴虐杀人事件及凶残事件，不也是因为人类社会变成了一个不允许“异物存在”的有条不紊的社会吗?

三招让你返老还童

那么，我们就来思考一下“返老还童”的具体方法吧。

在此之前，我们先要认识到年龄增长和衰老是两种不同的现象。确实，年龄增长是一种无法避免的生物学上的过程，而且这个过程原本就是一种已经被程序化了的缓慢行进的过程。

但是，我们所说的衰老现象并不是由年龄增长造成的，而是由“衰弱”造成的。虽然年龄增长是不可避免的，但“衰弱”在一定程度上却是可以避免的。

因此，只要努力，即使过了 80 岁，人也可以留住 50 岁时的青春，这在理论上是可能的。

“返老还童”的关键词是“运动”、“营养”、“参与”（图 1-3）。

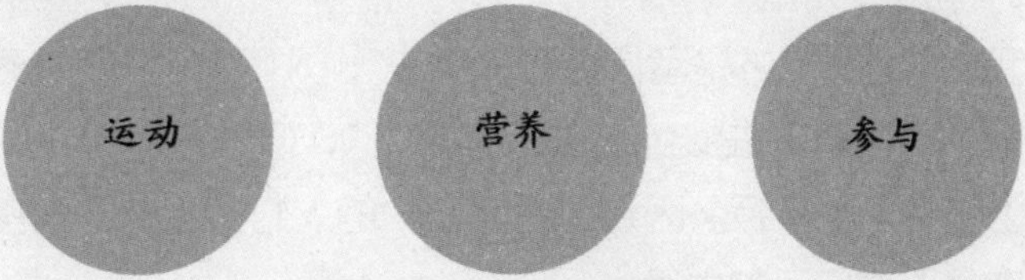

图 1-3　留住青春的方法

此外，正如我之前所说的，思考出构成我们人类身体的细胞与一万年前是相同的这一道理是非常重要的。

一万年前，人类在原始森林、草原上生活的时候是什么样的情况？不管打到多少猎物，那些猎物过一段时间都会腐烂。那个时候既没有冰箱、电炉子，也没有方便食品，因此，人类只能每天早上一睡醒，就齐心协力地去大自然中狩猎。

喜欢坐着，与社会脱离关系，生活中随时随地都能得到食物，正如洛奇博士所说，这些正是人体宣告饥饿、严冬到来的信号。这时人体会发出食物不足的预警信号，减缓新陈代谢，将多余的营养全部作为脂肪储存起来，并将大脑和肉体切换到衰弱模式。

也就是说，衰老便由此开始了。这种情况下，人的免疫系统也会降低，容易生病。因此，为了“返老还童”，我们只要避免事态发展到这种地步就可以了。

但是，有一件事是我们必须注意的，那就是不管是什么事，“过火”都是不好的。

我认为“运动才是留住青春的秘诀”，人们常说“周六周日去运动吧”、“这两天去锻炼肌肉的力量吧”，但就连有如上认识的我，也几乎无法实行。因为包括我在内的人们要想做到这些，就必须突然改变自己的生活。

接着，还有一点是非常重要的，那就是不能过度运动。运动绝对是一件有益于身体的事情，但不能过度运动。去健身房的时候，我曾经看到有人用一种痛不欲生的表情踏训练功率自行车的踏板。结果一检查他们的免疫力，发现他们的免疫力非常低。因此，我们还是要以一种愉快的心情坚持运动。进行专业级别的运动反而会导致衰老。

另一个非常重要的就是“营养”，关于这一点，大多数人都认为自己知道什么样的饮食生活是正确的。但在大多数情况下，人们的认识是错误的。人们知道太胖不利于保住青春。但是寿命最长，能够永葆青春的却是那些稍胖的人们。情况最差的是过瘦的人。

说到能够增强免疫力的食品，我可以举出“谷类、豆类、蔬菜类、水果”。但是如果只吃这些食品，对“返老还童”是没有益处的。人类必须适当地摄取肉、鱼等蛋白质。

最后一点是“参与”，也就是与很多人有交流。但是，很多人由于过度“参与”到公司或职场中，结果弄得气力不济。

要想留住青春，不仅要工作，还要寻找能够让自己陶醉其中的东西，这一点是非常重要的。只要是感兴趣的，怎么样都可以。即使不是对社会有贡献的，即使无法赚钱，也无所谓，你要做的就是从事能让自己陶醉其中的事情，从而与很多人交往，“参与”到其中。最后一点是，不管你处于何种年龄，都要积极与你所爱的人过性生活。

第2章

『肠内革命』，体内青春永驻

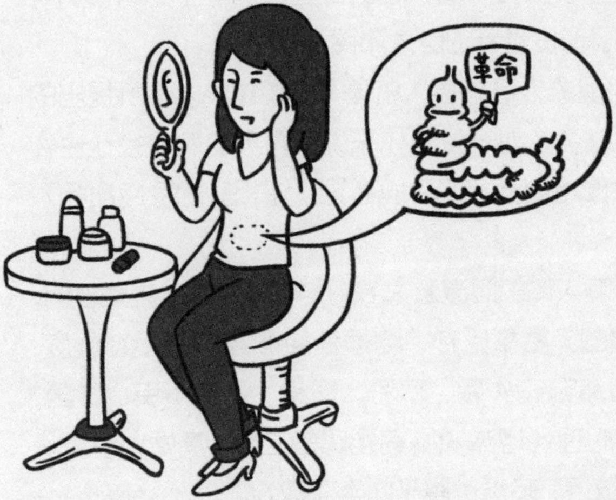

肠道是人类的“第二大脑”

大多数现代人都苦恼于精神紧张。随着社会结构的复杂化，在职场环境中，以及与周围人的人际关系等方面，开始出现各种各样的问题。

众所周知，精神紧张会引发以心肌梗塞为首的生活习惯病等疾病，而且它也成了留住青春的巨大障碍。

精神紧张这种现象，是加拿大的塞莱氏（H.Selye）所提出的一种概念。塞莱氏认为，对于生物体来说，有害的刺激会让生物体产生扭曲。塞莱氏将刺激命名为应激源，将相应的反应命名为扭曲、精神紧张。

塞莱氏认为影响人体的应激源大致分为物理性的、生理性的，以及社会、心理性的。塞莱氏称，物理性应激源是温度、湿度、噪音等。生理性应激源有失眠、疲劳、感染、营养不良、毒药、伤痛等。而社会、心理性应激源则有配偶的去世、离婚、经济状况不良等，当然，改行、转学也属于此类应激源。

另外，塞莱氏将人体面临应激源时表现出来的相应反应命名为“全身反应症候群”。据塞莱氏说，这种症候群最终会导致人患上胃、十二指肠溃疡，胸腺、淋巴结萎缩，副肾皮质肥大等疾病。

据说，精神紧张会对所有脏器产生影响，特别是对肠道产生最强烈的影响。所谓“脑肠相连”，大脑与肠道是相互联系的，大脑的信息会通过骨髓、自律神经，传导到位于肠管黏膜中的所有神经细胞中（图 2-1）。

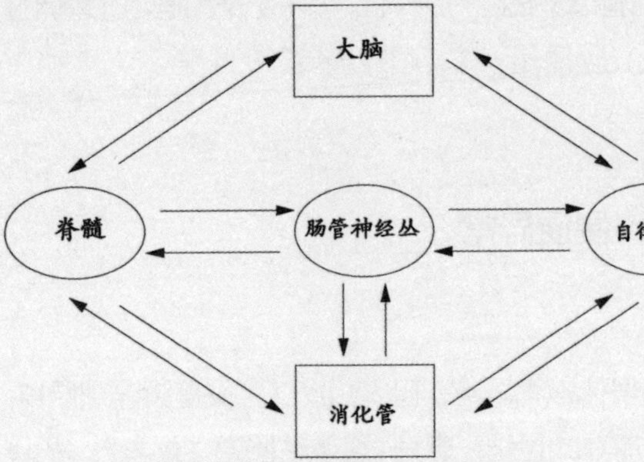

图 2-1　肠脑不分家

大脑的信息会通过骨髓和自律神经，被传送到所有位于肠管黏膜内的神经细胞中。大脑与肠道是一体的。

实际上，充满着密密麻麻的神经细胞的脏器并非处于肠道之外。其实肠道与大脑一样，是一种“能够思考的脏器”，它被称为“第二大脑”。反之，一旦不使用肠道，大脑就不会受到刺激。靠输液获得静脉营养的老年人容易糊涂就是由于这个原因。

在精神紧张的社会中，肠道所起的作用越来越重要起来。

过大的精神压力会让细胞老化。要想很好地处理、回避过大的精神压力，相比大脑，肠道的作用更加重要。正如我之后要说的，肠道被誉为是提高免疫力的最重要的器官。所以我想，从我们的 70% 的免疫力都是由肠管决定的这一点来说，这一结论也是可以理解的。

一句话，肠道是一个“超级重要”的器官。

精神紧张，便便异常

经检查身体没有异常，但人们经常会反复腹泻或便秘，而且这种人正在增加。21 世纪，患有“过敏性肠道症候群”、“机能性便秘”的颇具代表性的患者急剧增加，甚至成了一个世界性的问题。

肠管的运动是受自律神经的平衡控制的。在自律神经中，副交感神经会成为加速器，发出引发腹泻的信号。另一个交感神经起到刹车的作用，发出引发便秘的信号。一旦精神紧张加剧，此刹车和加速器就会失去平衡，而这就成了大便异常的重要原因。

不管是急性腹泻还是慢性便秘，只要出现大便异常，肠内细菌的数量就减少了，这一点我们很清楚。特别是肠内有益细菌，在总数上会有意识地减少（图 2-2）。

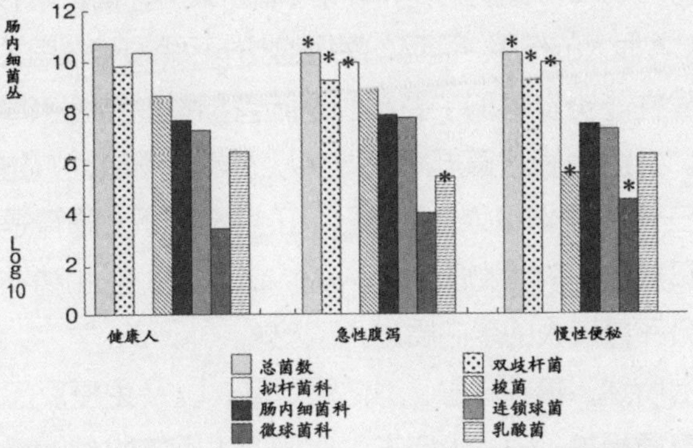

图 2-2　一旦出现大便异常，肠内细菌就会失去平衡

（出典：下山孝 其他：实验医学 2： 473-482，1984 改版）*$p > 0.05$

据说，大肠内的肠内细菌数量和种类越多，人的免疫反应就越会上升。而控制此免疫反应的是小肠。

小肠被称为免疫控制塔。在正常状态下，小肠内几乎没有细菌，所以小肠是一个非常良好的控制免疫的环境。而精神紧张却能让小肠出现混乱。

患上局限性肠炎和溃疡性大肠炎的病例越来越多，局限性肠炎会导致小肠、大肠出现炎症、溃疡，溃疡性大肠炎会导致大肠出现溃疡。

对于这些疾病来说，饮食是一大诱因，特别是动物性蛋白质、动物性脂肪、omega-6 脂肪对身体非常不利。此外，精神紧张对疾病的发作也起着很大的作用。而且，疾病的发作与免疫也很有关系。

局限性肠炎发病的主要原因是肠管黏膜变得相当厚，并有异物通过。炎症会使这道屏障决堤，从而造成透过性亢进。结果便接二连三地将异物吸入人体内了。正常情况下，肠管是不会让有可能引起炎症的较大物质进入人体内的。而炎症和精神紧张导致肠管让分子量较大的蛋白质进入了人体。

如上所述，精神紧张、消化管运动，以及免疫反应就像三角铃一样息息相关。日本人自古就知道由大脑接收到的精神紧张会反射到肠道上，引起肠道蠕动异常。日语中“肠道翻滚[①]”、“肚子鼓鼓[②]”之类的词语应该就是最好的证据吧。

现代社会对肠内细菌丛的健康成长起着一定的抑制作用。再加上精神紧张的话，我们的生存能力就会进一步降低，从而诱发新的疾病。我们如何能够在考虑到与肠内细菌等微生物共生的同时，过上没有精神压力的生活？这个问题摆在了我们面前。

---

① 译注：意指非常愤怒。

② 译注：意指生气。

肠道和心情是增强免疫力的两大法宝

一般情况下，被人夸赞“肌肤年轻”的人，都是那些用化妆品从外在上修护肌肤的人。当然，通过这方面的努力来留住外貌上的年轻也是很有必要的，但是“从身体内部焕发出来的青春活力”更加重要。因为如果能够使自己“从身体内部焕发出青春活力”，那么，这个人就能从体力方面留住青春了，会自然而然地显得年轻。那么，从身体内部焕发出来的青春活力是由什么决定的呢？我认为“免疫力”在其中起着很大的作用。

免疫力 70% 是由“肠道的作用”决定的。这就意味着食物是非常重要的。因此，我们要选择不使用抗菌剂、防腐剂等添加剂的饮食生活。剩下的 30% 则是由内分泌系统、神经系统的刺激，即“心理上的力量”来决定的。也就是说，多与大自然接触，开朗而愉快地生活是很必要的。

观察一下没有大脑，仅靠肠道生活的水螅之类的生物，我们就会很清楚地发现，肠道是大脑的原型。人类的肠道中集中了许多神经丛，所以我认为我们可以把它看做是“第二大脑”。肠道不仅仅是一条管子，它是一个掌管着复杂生体机能的器官。

我们的肠管表面有许多皱襞、突起，其表面积合计约 200 平方米，相当于一个网球场。这个表面积巨大的肠管可以识别食物中的成分，起到吸收某些东西、规避某些东西的作用。

肠管不仅对食物的消化吸收起着重要的作用，还作为免疫系统起着非常重要的作用，人们最近才认识到了这一点。肠道具备多样而复杂的机能，甚至比我们想象的还多。

肠管的官腔表面上首先覆盖着一层肠管上皮细胞，其细胞内部有纤维芽细胞、免疫细胞、神经细胞，与深层的淋巴管、毛细血管相连（图 2–3）。

肠管上皮细胞主要有 3 个功能，一是消化、吸收营养素等物质的功能；二是阻止对身体有害的物质透过去的屏蔽功能；三是识别食品

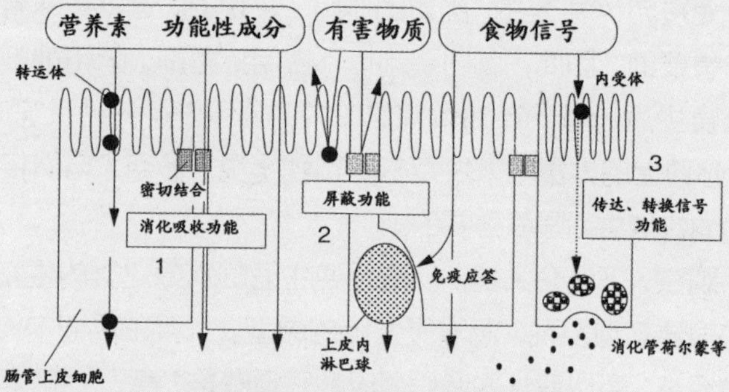

图 2–3　肠管上皮细胞的 3 个主要功能

转运体：负责搬运营养素等物质的蛋白质
内受体：受容体

里所含的信息因子，将信息传到体内的传达、转换信号功能。

上皮细胞会识别食品里所含的免疫因子，并将此信息传达到上皮内的淋巴球等免疫细胞处，从而使免疫力得到增强。最近，人们发现，与食品一起进入肠道的乳酸菌等菌类能够增强人体的免疫力。乳酸菌的细胞壁上带有强大的免疫增强因子，肠道上皮细胞会将其作为一种信号传达给上皮内的免疫细胞。

东京农业大学的冈田早苗教授将老鼠分为两群，一群喂普通牛奶，一群喂发酵牛奶，这种发酵牛奶是用一种叫做植物乳杆菌的乳酸菌发酵的。在这两群老鼠被沙门菌感染的时候，比较它们肠管内分泌的 IgA 抗体量。结果，喝乳酸菌发酵牛奶的老鼠抗体值明显较高。（图 2–4）

冈田教授从米糠、曲子、酒糟等食品中分离出乳酸菌，并研究此乳酸菌的抗癌性。实验是在试管内进行的，根据实验得出的报告，此乳酸菌抑制癌症发病率的概率达 90% 以上。

一提到与乳酸菌有关的食品，我们首先就会想到酸奶，但日本人自古就从米糠酱菜、味噌[①]、纳豆等植物性发酵食品中摄取乳酸菌。在日本，老百姓日常生活中开始喝发酵奶，是 1955 年以后的事情，发酵奶在日本的历史尚浅。与之相对，日本人从味噌、酱油等食品中摄取植物性乳酸菌的历史较长，我想日本人的肚子

① 译注：味噌是由发酵过的大豆制成的一种调味料。它发源于中国或泰国西部，以味道独特而风靡日本。

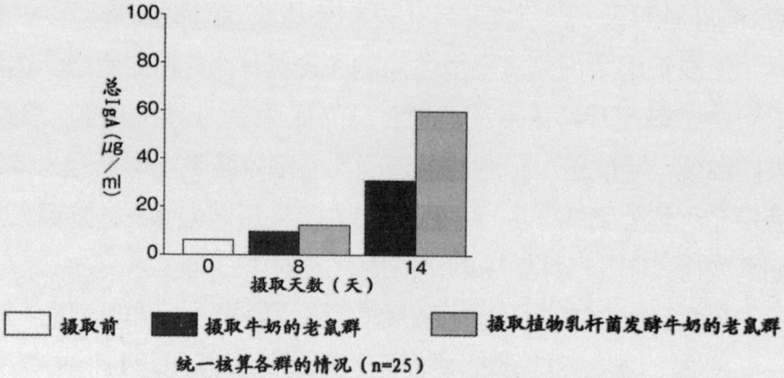

图 2-4　植物性乳酸菌诱导 IgA 抗体

（出典：冈田早苗，自然饮食新离，2005 年 2 月）

更习惯植物性的乳酸菌。

肠道不仅是消化吸收食物的地方，更是第一级免疫器官。肠道的健康不仅维持着我们人类的全身健康，还维持着我们身体的青春活力。

你的肠道几岁了

我们在母亲的腹中，处于胎儿状态的时候，不要说体内，就连身体表面也完全没有细菌。在我们出生、离开母体的同时，各种细菌便会通过产道、空气、母乳、手指等进入我们体内。

我们在出生时附着上的细菌，会直接在肠管内增加。最初，大肠菌等恶性细菌比较多，但双歧杆菌等有益细菌很快就会增多。如果是母乳喂养的孩子，其肠内细菌中，双歧杆菌的比例占到 95% ~ 99%，如果是用人工奶喂养的孩子，双歧杆菌的比例则占到 90%~95%。母乳喂养的孩子之所以不容易患病，便是得益于这一点点肠内细菌丛的分布差异。

如上所述，在幼儿时期，人肠道内的 90% 以上的细菌是双歧杆菌，恶性细菌非常少。但是一旦断奶，开始吃与大人相同的食物，孩子肠道内的恶性细菌就会增加。而且，这种状态从断奶期一直持续到成年时期。

从成年时期到老年时期的这段时间里，细菌的情况会显现出变化。总之，我们希望其多多存在的双歧杆菌数量会减少，而且据说，在老年时期，10 个人里会有 3 个人完全没有双歧杆菌。反之，产气杆菌等恶性细菌会急剧增加（图 2–5）。

但是，这种情况终究还是比较普遍的。即使是处于老年时期的人，有的人的肠内细菌丛与年轻人也完全无异，反之，如果从肠内细菌丛来观察的话，有些二十几岁的年轻人甚至会被认为是老年人，而且这种情况屡见不鲜。

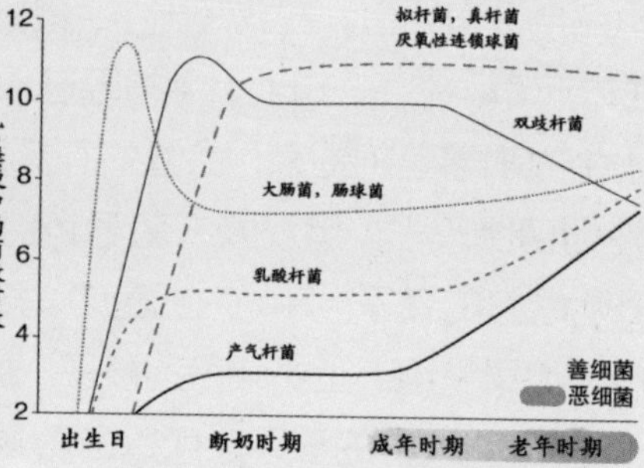

图 2–5　随着年龄的变化而变化的肠内细菌

（出典：光冈知足，Wellness letter，No.4 2003）

通常情况下，年轻人的肠道内应该有 10%~15% 的双歧杆菌，但是一个电视节目曾调查某些二十几岁的女性的粪便，结果发现，她们肠道内的双歧杆菌仅在 0.01% 以下。她们从没做过饭，平时只吃甜点。

如今，在出生的孩子中，有 43% 的孩子开始患有特应性皮炎或支气管哮喘。这是因为母亲的肠内细菌丛过于贫乏，几乎与老年时期的人相同，未能在胎儿期赋予孩子足够的免疫力。

在动物的世界里，动物们总是努力使体内的肠内细菌丛丰富一些。据说小考拉一出生，就会立刻去舔舐考拉母亲的粪便。它们这样做是为了努力使自己的肠内细菌丛与母亲的接近。因为它们如果不这么做，就无法中和桉树的毒。熊猫也是如此，一出生便开始舔舐熊猫母亲的粪便，这样它们就能够消化细竹了。

饲养过兔子的人应该知道，兔子在腹泻的时候，会吃自己健康时留下的粪便，以调整肠道。

白蚁虽然吃木头的纤维，但白蚁本身并不具备消化木头纤维的酶。不过白蚁肠道内的微生物有这种酶。

我们人类也是如此，婴儿出生后不久，就会频繁舔舐各种各样的东西。而他们这样做是想要增加自己的肠内细菌。但我们却会喊着“脏脏”、“脏脏”去制止他们。

“肠内革命”面面观

人类针对益生菌所进行的研究正在发展着。这些研究是想利用“活的细菌类”，使紊乱的肠内细菌丛保持在良好的环境下。也就是说，增加肠道中的乳酸菌、双歧杆菌的数量，从而使肠内细菌丛处于平衡状态。

要想摄取“活的细菌类”，应该怎么做呢？我们能够想到的方法，是饮用加入了乳酸菌、双歧杆菌的酸奶、乳酸菌饮料。但是，人类喝下的酸奶等饮品中含有的细菌并不能直接落户肠道。雅可乳特虽然发现了能够达到肠内的双歧杆菌，但大部分乳酸菌和双歧杆菌都抵不住胃酸，结果接近 90% 的细菌都在胃内死去了。

但是，这些乳酸菌、双歧杆菌即使死在胃中，也没关系。这些含有细菌的溶液一旦到达肠道，肠道内的双歧杆菌、乳酸菌就会增多。

最近，不只是活的细菌，作为有益肠内细菌诱饵之物质摄取到肠内的“益生元”也开始盛行。也就是利用由寡糖、糖醇、水溶性食物纤维、丙酸菌制成的乳清发酵物等，来试图增加有益细菌。

而且，将其与“益生菌”结合起来的“合生元”也开始流行起来。（图 2–6）

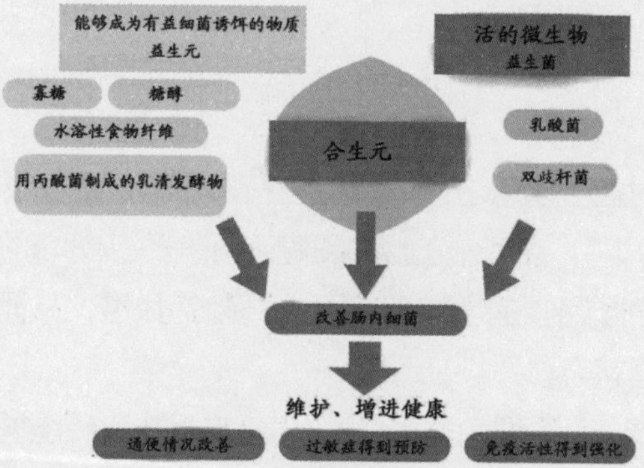

图 2–6　调整肠内环境

（出典：松枝启，自然饮食新闻，2005）

寡糖是用淀粉、砂糖、大豆、乳糖等为原料制作而成的少糖类糖。寡糖能够使双歧杆菌增加，并使恶性细菌减少。

寡糖具有耐热耐酸、不会被胃酸或消化酶分解、容易达到肠道的特性。据日本营养学会的数据称，经过饮用寡糖，并观察肠内细菌丛的变化，人们发现，如果一个人在摄取寡糖前的双歧杆菌比例为 17.8%，摄取寡糖一周后，其双歧杆菌的比例就增加到了 38.7%，两周后，其双歧杆菌的比例甚至增加到了 45.9%。（图 2–7）

但是，一旦停止摄取寡糖，人体肠内双歧杆菌的比例在一周时间内就会退回到摄取寡糖之前的状态。寡糖中含有大豆、牛蒡、洋葱等多种物质，因此，人类需要坚持积极食用这些东西制作的食品。

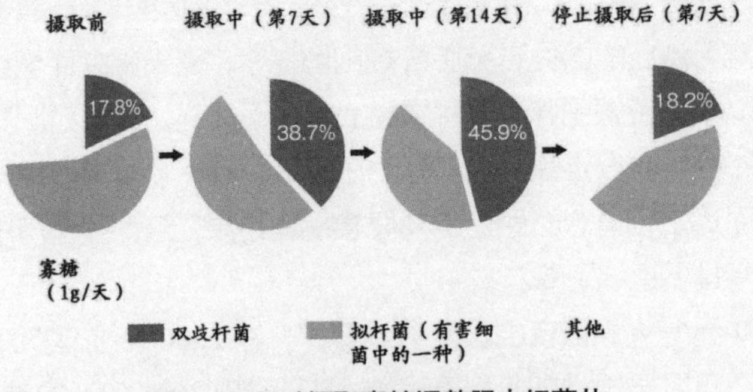

图 2–7　通过摄取寡糖调整肠内细菌丛

（出典：日本营养·粮食学会志）

日本传统饮食的奥秘

众所周知，日本的传统饮食中有许多能够增加肠内细菌类，提高免疫力的食品。我认为是这一点使日本成了世界上“最长寿”的民族。日本的传统饮食让日本人的肠内环境保持在一个非常好的状态下。

但是最近，有人研究出除此之外，日本传统饮食还具有其他优良效果。“精神紧张”是现代社会给予人类的最大影响，而日本传统饮食对其具有抵抗性。

我们了解到，一旦食用日本传统饮食，人们对精神紧张的抵抗能力就会增强，代谢情况就会变好，不容易发胖。人一旦发胖，就很难分泌出能够促进脂肪燃烧的脂联素，结果就会使细胞走向衰老。如果持续肥胖，人容易患上生活习惯病，如果对肥胖问题置之不理，便很难期待长寿了。在日本，有一个县对日本传统饮食敬而远之，喜欢吃西方的油腻食品，结果，这个县在日本国内的长寿排名直线下降。

冲绳是大家公认的长寿县。但是，在2000年的平均寿命调查中，冲绳县男性的平均寿命排名从上次（1995年）的第五位，一下子降到了第26位，排名急转直下，从而让“冲绳危机”骚动一时。这是因为，冲绳有许多年轻人，而年龄越小的人，越是喜欢美式油腻食品，对日本传统饮食敬而远之，学校提供的伙食中，剩得最多的就是苦瓜豆腐炒鸡蛋。

根据总务省统计局的调查，我们得知，冲绳平均每1000人对应的饮食店数在日本排名第一，而且冲绳人外出吃饭的机会也比较多。因此，除老年人以外，冲绳县成年男女的肥胖率都在日本全国“名列前茅”。

日本的传统饮食为什么能抑制肥胖呢？关于这一问题，最近有了明确的答案。

东北大学的宫泽阳夫教授等人针对现代日本饮食、欧美饮食及传统日本饮食会对精神紧张、代谢等方面的遗传因子产生怎样的影响这一问题，利用老鼠进行了实验。

与以欧美饮食为饲料的老鼠相比，在以现代日本饮食为饲料的老鼠身体中，与精神压力有关的遗传因子量较少，如修复遗传因子的酶、为遗传因子解毒的酶等，而类脂质等关系到代谢的遗传因子量较多。

此外，与现代日本饮食相比，在传统日本饮食（1960年前后的饮食）中，与精神压力相关的遗传因子量更少，而类脂质等关系到代谢的遗传因子量则更多。

日本饮食不仅类脂质含量低，而且具有使代谢旺盛，使胆固醇难以积蓄的作用，因而能够预防肥胖，对身体造成的精神压力也小。

我们常常能够从日本传统食品中发现植物性乳酸菌等发酵菌。这些发酵菌被用在酱菜、味噌、酱油等食物中。高加索地区是世界上非常有名的长寿地带，位于那里的格鲁吉亚共和国的早、中、晚餐中，肯定会出现用乳酸菌制作的酸奶。

乳酸菌会在肠道中制造酸。这样一来，由于精神压力等原因而紊乱的肠内细菌就会恢复协调。乳酸菌对肠道的细胞也有一定的作用，它能够提高肠道的免疫机能，让肠道保持年轻，而且，它还能够抑制过敏症反应和癌细胞的增殖。

由此，我们得知了日本传统饮食和发酵食品具有防止肥胖、提高免疫力、延长寿命的作用。

提防加速人体衰老的高磷食品

人类是一种创造文明、文化的生物。我们创造了更方便、更舒适、更清洁的社会。同时，这样的文明社会也削弱了我们的生存能力，这一点我在前面已经阐述过了。

我们所创造的“清洁社会”甚至把保护我们的细菌类也作为

“肮脏的东西”排除在外了。

我们用农药、杀虫剂种出了“连虫子都不吃的清洁蔬菜”。我们开始食用用大量的防腐剂种出的“永远不会腐烂的苹果”。

为了追求“便利性”，人类开始大量使用食品添加剂。在这个时代，只要使用加入了许多添加剂的“魔法之粉”，我们仅用 3 分钟就可以喝上美味的猪骨汤。如今，食品添加剂已经跨越了“添加”的界限，变成了“为了添加而添加”的状况，我们甚至可以称之为“食品的化妆品”。

用亚硝酸钠让细碎的猪肉呈现红色，加入结着剂磷酸盐，再加入淀粉，这样一来，肉就会蓬松起来，肉量倍增。再加入化学调味料，调一下味道，就变成香肠了，情况就是这样，许多食品都使用了大量的添加剂。

我们经过调查发现，食用这种加入了添加剂的“加工食品”，就会变成过敏体质。

德岛大学的宫本贤一教授（分子营养学专家）研究发现，食品添加剂、加工食品中含有的大量磷会促使人衰老，缩短人的寿命。

他用低磷食品喂养老鼠，结果发现，老鼠体内能够延长寿命的一种叫做 Sir 的遗传因子伴侣量增加了，而分解糖的酶的作用进一步降低了。而且，他还用苍蝇做实验，并得出了低磷食品可以使其寿命延长 15%，高磷食品可以使其寿命缩短的结论。

我们总是追求“便利性”，因此生产出了许多加工食品、速食品。但是，这些食品会导致我们的免疫机能衰退、人体细胞早衰。当然，现代人必须在这个“亡食的时代”生存下去。

与欧美的饮食生活、加工食品、速食品相比，传统日本饮食更接近于长寿饮食，这一点应该是肯定的。

哪些植物化学物质可以让你青春永驻

那么，“能够留住青春的食物”到底是指什么样的食物呢？

据我所知，“寿命似乎多半是由活性氧决定的”。这样的话，“所谓能够留住青春的食物，应该就是具有抗氧化作用的食品”。我们都知道，食用具有抗氧化作用的食品能够增强免疫力，而且不容易患癌症，因此，“能够留住青春的食物”与“能够增强免疫力的食物”、“能够抑制癌症的食物”是同义词。

1991年，美国官民共同推行了一项“5 A DAY”运动，即“如果每天能食用五碟以上的蔬菜和水果，便能降低患癌症、心脏病、高血压、糖尿病等生活习惯病的风险”。这项运动刚推行3年时间，人们摄取蔬菜、豆类、水果的量就增加了。

而且，从这一年开始，美国的癌症发病率和死亡率开始下降。

日本与美国的蔬菜摄取量以1995年为界限，出现了变化，1995年以后，美国的蔬菜摄取量超过了日本，这一年，日本与美国的癌症死亡率也发生了逆转（图2-8）。美国的行动比世界早了一步，在降低癌症死亡率方面取得了成功。这一现实告诉我们，蔬菜等植物具有预防癌症的强大能力。

那么，蔬菜、豆类等植物性食品为什么能够预防癌症呢？

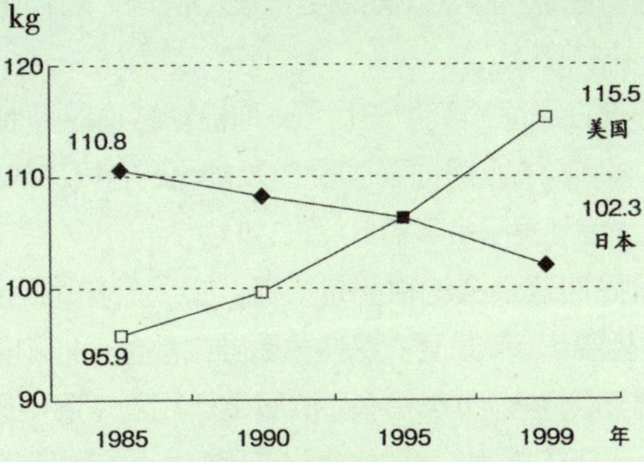

图2-8　日本人与美国人的人均蔬菜摄取量

（出典：健康新闻，No.162，2006）

这是因为这些植物性食品含有一种被称为“植物化学物质”的化合物，这种化合物能够抑制癌症的发生。

这种能够抑制癌症的植物化学物质大致可以分为 5 种：①植物的涩汁或色素成分，即叶、花、茎、树皮等部分含有的多酚；②黄绿色蔬菜、海藻等中含有的色素成分——类胡萝卜素；③葱类的香味成分，萝卜、山萮菜、芥末菜等油菜科蔬菜的辛辣成分——硫化合物；④香料、柑橘类的香、苦涩成分——帖烯；⑤菌类中含有的不消化多糖类——β 葡聚糖。

植物化学物质医治癌症的能力非常强，在动物实验中，即使动物的癌症已经达到了第 1 期或更严重的阶段，植物化学物质也能让病情停止扩散。

美国的国立癌症研究所进行了一项植物性食品抑制癌症的医学调查，并将能够预防癌症的食品以及食品成分按功效总结排序，并制作出了“特制食品金字塔”（图 2–9）。

预防癌症功效最强的食品是大蒜。接下来是圆白菜、甘草、大豆、姜、胡萝卜、芹菜等。这些食品确实都含有植物化学物质。

这些植物化学物质都具有“抗氧化作用”。“遗传因子受伤”是我们不断衰老的原因，而“抗氧化作用”能够防止我们出现“遗传因子受伤”的情况。这样就可以在防止细胞癌化的同时，起到预防衰老的作用。

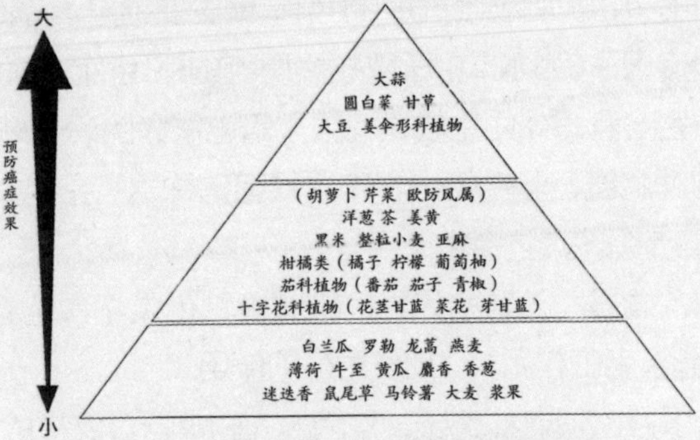

图 2-9 能够预防癌症的食品或食品成分

（出典：美国国立癌症研究所）

哪些植物性食品能帮助你自愈

正如我之前所说，所谓“植物化学物质（phytochemical）”，是指“植物性化合物”。“phyto”是希腊语，意思是“植物”，所以“植物性化合物”是指植物制造的化学物质。

植物化学物质存在于类胡萝卜素、多酚等植物的色素、香气、辛辣、苦涩中，是一种具有强大的“抗氧化作用”的物质，这些我在之前已经阐述过了。

植物化学物质的出色抗癌作用中，最主要的是“抗氧化作用”。癌症是遗传因子的 DNA 由于致癌物质等的作用而受伤时引发的。致癌物质会在我们体内生成具有强大氧化能力的活性氧等，而且它会伤害细胞膜，但植物化学物质具有消除这些活性氧的作用，也就是说，它具有“抗氧化作用”。

我想，很多人总是会认为，所谓植物化学物质的抗癌作用，就是“抑制衰老的作用”、“延长寿命的作用”。

之所以会出现这种情况，是因为人们曾听过这样的解说，即癌细胞的增殖、衰老和寿命会由于细胞中产生的“活性氧”而使遗传因子受到更多伤害。这时，细胞进行分裂复制的时候，遗传因子就会出现错误，这种情况积累起来，缺乏相应功能的细胞就增多了。

那么，能够预防衰老、留住青春、增加肠内细菌数量、增强免疫力、抑制癌症发生的食品为什么仅限于植物性的呢？

据已故的宫崎大学名誉教授岛田彰夫所说，人类的身体结构本应该食用植物。岛田教授举出了“检查一下人的消化酶，我们会发现人类的食性应该是食用植物的”、“人类是由猿猴进化而来的，我们观察一下其进化过程，会发现人类无论如何也应该是食用植物的”等事实，认为人类可能直到不久前，都一直是只食用植物的。

我认为，人类与植物是“互相适应”着进化而来的。在这个过程中，植物是人类肠内细胞的饵料，植物最终能够起到增强免疫力、留住青春的作用，以及预防“癌症”的作用。

最近，日本大学的小泽友纪雄教授一行人在位于中国西北部的新疆维吾尔自治区，对两个民族进行了有关长寿的调查。

新疆维吾尔自治区有13个民族，其中，以农耕生活为主的维吾尔族尤其有名，它与俄罗斯的高加索地区等地方齐名，长寿的人很多。而另一方面，在以畜牧生活为主的哈萨克族中，短命的人很多。

那里的医疗条件并不发达，为什么维吾尔族中长寿的人很多呢？小泽教授对于这一点似乎很疑惑。经调查发现，长寿的维吾尔族人主要食用蔬菜，而短命的哈萨克族人几乎不食用蔬菜，他们中的很多人会用山羊奶冲茶，然后加盐饮用。

其实，我们作为一种生物，经过漫长的历史过程，已经各自形成了“自己”。

所谓自己，从生物学上来说，就是生命个体所具有的遗传因子信息的集合。生物会在环境中受到各种各样的侵袭，每日受伤，然后又修复，并不断重复这个过程。生命积累了能够对抗自己的遗传因子中存在的所有损伤的“治愈力信息”。

这种“治愈力信息”，应该是我们从植物性食品中获得的。老老实实地根据“治愈力信息”生存，应该就是“留住青春的秘诀”吧！

日本年轻人应采取什么样的饮食生活

在美国，人们开展了一项“学习古代日本人的饮食生活”的运动。而且，他们制作了一个内容为“为了健康，采取日本式饮食生活”的饮食金字塔。

在每天所食用的食品中，他们列举出了米、小麦，以及其加工品等谷类。同时，在每天所食用的食物中，他们还列举出了蔬菜类、豆类、水果等植物性食品。

而且，美国的营养学家还举行了一个“每月只吃 1 次红肉”的宣传活动。

我在之前曾经说过，无论是从细胞学上来说，还是从遗传学上来说，我们的身体都与一万年前相同。一万年前，我们几乎无法吃到红肉。那个时候，人类拥有的工具只有石器斧子，所以抓住猛兽，并将其杀死吃掉是一件很难的事。我想我们的身体已经形成了一个月最多仅一次的食肉频率。

美国人很喜欢吃肉，让他们“每月只吃 1 次红肉”，根本无法满足他们。确实，我认为这位美国营养学家的建议有些过于严格了。但是，如果一周吃 3 次以上的红肉，我们的肠内细菌丛就会失衡，产气杆菌等细菌就会增多，免疫力就会降低，这一点是可以肯定的。

一万年前，我们人类食用的是身边的草木的果实等食物。最近，谷类、蔬菜、豆类、水果类等具有抑制癌症的作用这件事已经被明确提出来了。

日本之所以能够成为世界第一长寿国，是因为我们的父辈们的生命力十分强。他们主要吃以谷类、蔬菜类、豆类为主的所谓的“粗粮”。食用这些食品，人的免疫力就会增强，而且能够起到抑制癌症的作用。

但是，令人颇为担忧的是现在日本的年轻人们。因为有很多年轻人只吃汉堡包之类的快餐。动物性食品中几乎没有具有“抗氧化作用”的东西。而且，动物性食品也不能成为肠内细菌类的饵料，所以他们的免疫力低下。

而且，如果往这些动物性食品中加入食品添加剂，年轻人的身体就会趋向衰老。我担心如今的日本年轻人已经失去了“生存能力”。就连年轻人的精子数也在不断减少。

我觉得，我们应该对现在的日本年轻人发出“为了健康，采取日本式饮食生活”的呼吁，而不是对美国人。而且，我认为日本国民应该有“只有日本饮食生活才是预防衰老的饮食生活”的自我觉悟。

大豆让日本人变得长寿

说到让日本人长寿的食品，我首先想说一说“大豆食品”。

大豆食品自古就与日本人的生活密不可分。我认为日本人之所以长寿，就是因为日本人将这种大豆食品很好地导入到了生活中。

日本人很喜欢吃豆腐、纳豆、味噌汁等以大豆为原料的食品。大豆食品中含有一种叫做大豆异黄酮的物质，这种物质的构造与女性荷尔蒙——雌激素非常相似。因此，它能够抑制与女性荷尔蒙有关的乳癌、卵巢癌、子宫癌、前列腺癌等癌症的发生。例如，在欧美，乳癌的发病率达到 1/5。

我们有这样一个数据，越是大量消费豆腐的县，罹患这些癌症的概率越低（图 2–10）。

而且，食用这些大豆食品还能够起到抑制大肠癌发生的作用，这一点已经得到了证实。关于这一点，仅用这是大豆异黄酮的直接作用来说明尚不够。

实际上，最近有研究发现，大豆异黄酮会由于肠内细菌的作用，在肠内变成一种叫做“马雌酚”的物质。而马雌酚发挥出了很强的预防癌症的作用。

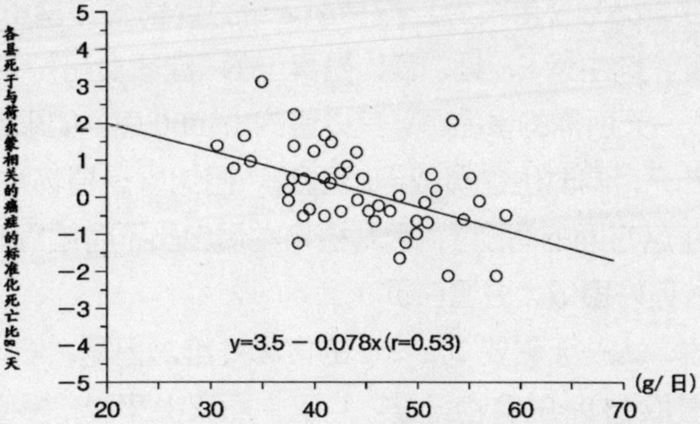

图 2–10　各县乳癌、卵巢癌、大肠癌患者的死亡率与豆腐制品的消费量之间的关系

越是豆腐制品消费量大的县，以上几种癌症的死亡率越低。

（渡边昌，1994）

虽然在 50 岁以上的日本人中，有半数的人完成了这种位于肠内的马雌酚的转变，但是这种物质在日本年轻人肠内未能顺利得到转变。我们尝试着调查了一下学生的情况，结果发现仅有 20%~30% 的学生完成了这一转变。这是因为他们的饮食习惯变得欧美化，仅拥有很少的能够将大豆异黄酮变为马雌酚的肠内细菌。他们如果能改变自己的饮食生活，主要食用植物性食品丰富的日本料理，那么他们的肠内细菌丛的情况就会好转，也就能够将大豆异黄酮转变为马雌酚了。

大豆食品除了含有大豆异黄酮之外，还含有丰富的蛋白质、食物纤维、维生素 E、钙、镁，是真正的“健康食品”。据说，日本成年人一天所需的蛋白质是其体重的 1/1000 克。如果用动物性蛋白质补充，同时也会摄取到胆固醇。但如果是植物性蛋白质，就不存在这方面的问题了，因为植物性蛋白质不含胆固醇，所以偏胖的人最好摄取大豆蛋白质。

据说，人一天需要 20g~25g 的食物纤维。但是，日本人平均每天仅摄取 15.9g 的食物纤维。从这个意义上来说，多吃食用纤维丰富的大豆食品也是很重要的。

根据最近一项研究，大豆异黄酮对于 50 岁左右的女性和缺钙的人们来说，是一种非常重要的成分，这一点已经得到了证实。

据说，女性要想总是年轻而健康地生活，每天应该摄取 40mg~50mg 的大豆异黄酮。但是，日本人的大豆异黄酮平均摄取量约为 18mg，仅是理想摄取量的一半左右，这是日本的现状。

最近，将大豆直接粉碎制成的“大豆饮料”很受欢迎，多饮用这种饮料也是一个不错的选择。

营养品热潮的功与过

在现代社会，即使懂得“采取以植物性食品为主的均衡饮食，并进行适量的运动，能够预防衰老，使人长寿”的道理，也很难付诸实际行动，现代社会似乎就是这样。不均衡的饮食、饮酒、运动量不够、吸烟等促使现代这个精神压力较大的社会需要营养品。在有限的时间内利用营养品进行营养补给的人，也就是没有时间慢慢吃饭，全依靠营养品的人。而且摄取营养品，并将其作为一个美容对策的人开始增多。

最近，将营养品作为样品，而非食品服用的情况增多了。营养品与针灸、按摩、塑形等一起，成了进行补充医疗的核心选择。因此，以最近的健康热为背景，营养品得到了广泛应用。

营养品是美国于20世纪70年代首先开发的，美国广称营养品是采用天然物质制造的，并强调其功能性等。到20世纪90年代，营养品真正普及开来。据说，营养品在日本的发展历史较短，与美国相比，晚了大约20年。

营养品大致可以分为以维生素、钙为主的营养体系，以及汉方药、香料等药用体系两种体系。

在日本，人们用得较多的是癌症患者使用的营养品。我以

3100 名癌症患者为对象进行了调查，结果发现有 44.6% 的患者正在使用一种以上的营养品。

在各种营养品中，使用姬松茸的人占 60.6%，使用蜂胶的人占 28.8%，使用汉方药的人占 7.1%，使用甲壳胺的人占 6.7%（以多选题的形式进行的调查）。

但是，即使人们都说营养品是用天然的东西制作的，可以放心使用，我们也要避免胡乱使用。因为我们并不能肯定这些营养品不会根据各人的体质、身体情况等，引发过敏症等副作用。如果过量服用，甚至有可能引起肝功能障碍。而且还可能会对其他药的药效产生影响。

我认为我们应该在用餐过程中摄取我们身体所需的东西。但是，我也认为，在人们精神压力较大的现代社会，仅靠用餐也许无法完全补充某些营养。

人们在精神压力较大的现代社会，处于一种容易使人体内产生“活性氧”的环境中。我怀疑是这一原因导致现代人患癌症，并趋向衰老的。在这一意义上，也许如今这个时代已经变成了一个应该积极摄取“具有抗氧化作用的营养品”的时代。

长寿食品不单一

有的时候，即使从营养品中摄取对身体有益的营养素，也是没有作用的。因为在很多情况下，某种食品的营养素对身体发生作用时，需要这种食品中所含的其他物质进行辅助。因此，“长寿食品是某种特定食品”的认识是错误的。

在此之前，我阐述了“预防衰老的信息存在于植物性食品中”的观点，专门强调了摄取植物性食品的事情。确实，能够提高免疫力的食品只有谷类、蔬菜类、豆类、水果类等植物性食物。但是，我们生存下去并不是仅依靠“免疫力”就足够了。

我们还要预防肌肉的衰老。性激素也是一项非常重要的指标。因此我们也需要合成激素的原料——胆固醇。而且，我们还需要一些能量，以预防痴呆，帮助我们活动。此外，我们还需要适当地摄取一些脂肪和动物性蛋白质。

我们确实可以说日本是一个长寿国。日本女性在世界上是最长寿的，但日本男性的平均寿命在最近却跌到了世界第五位。而中国香港人的平均寿命此时排到了世界第一位。夏威夷的日本人也很长寿，而且高于日本国内人的平均寿命。

据樱美林大学的柴田博教授（老年学专家）说，中国香港人

和夏威夷的日本人的营养特征有如下共同点:

其每天的总能量（卡路里）比欧美发达国家少，但比发展中国家多。动物性蛋白质的摄取比例占所有蛋白质的 50% 以上，而且其脂肪的摄取量也处于欧美发达国家与发展中国家之间。

据说，中国古代的秦始皇为了得到“长生不老药”，曾把大臣徐福派到日本。虽然我们没有徐福到达日本的确实记录，但在日本各地都能看到徐福的墓。为了能够长寿，寻求长寿食物成了我们人类共同的梦想，哪怕只是长寿一点点。但是，我还要强调一下，“长寿食品并不是某种特定食品”，这一点我们必须清楚。

第3章

想象也可提高免疫力

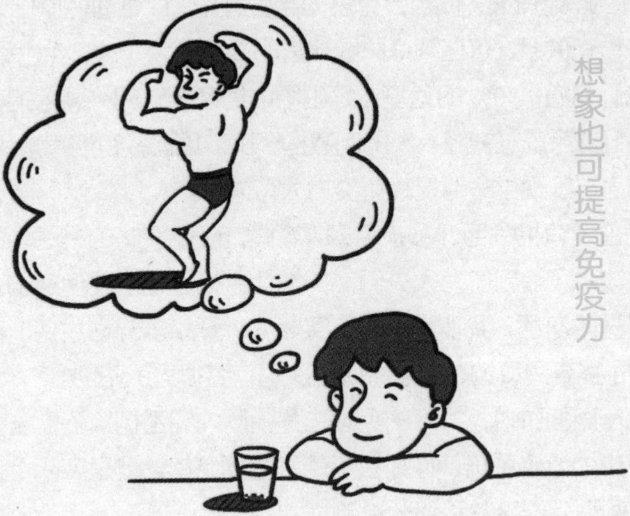

身心决定免疫力

免疫力不仅能够让人避免患上传染病，还与预防癌症、特应性疾病、哮喘有关，而且，免疫力与生存能力、心理问题，以及抗衰老也有关系，这些观点已经非常明确了。

我们知道，70% 的免疫力是由肠内细菌构筑的，剩余的 30% 是由内分泌系统、神经系统的刺激构筑的。因此，有规律地生活、积极思考、乐观生活与提高免疫力大有关系。

我曾经有机会与许多被誉为“治疗特应性疾病的名医”的大夫们交谈。了解到所有大夫们都努力让苦恼于特应性疾病的孩子们变得开朗之后，我非常感动。实际上，开朗乐观地生活、积极思考对于提高免疫力、治愈特应性疾病有着很大的帮助。

我在前面讲过，70% 的免疫力是由肠内细菌构筑的，剩余的 30% 是由内分泌系统、神经系统的刺激构筑的，但是实际上，两者的比例划分似乎并不那么简单。

免疫系统本身是一种关系到守护生命、身体防御的重要机能。因此，仅靠免疫系统细胞的薄弱力量，是不足以支持身体防御、自然治愈力等与维系生命有直接关系的机能的。这需要统领着以免疫系统为中心的所有个体作用的身体调节系统细胞群团结协作。也就是说，我们人类要想生存下去，必须让免疫系统细胞群与神经系统、内分泌系统的细胞群团结协作。

免疫系统细胞是与神经系统、内分泌系统的细胞群呈网状发展起来的。但是，我觉得现代社会将人们引向了切断这些密切联系的方向。因为现代社会非常复杂，是一个精神紧张型社会。

在现代社会，由精神压力引起的疾患增多了。这种精神压力会对自律神经系统、视床下部、脑下垂体产生影响，释放出肾上腺素、皮质醇等精神压力荷尔蒙，从而使人体的免疫力降低，各种疾患恶化。正如我在第 2 章所说，肠道作为免疫发源地，有着种类多得让人震惊的细菌。人类的大肠内，有 500 种以上的细菌，其数量达到 100 兆个以上，栖息在大肠内的细菌，总重量竟多达 1.5 公斤。可以说，我们人类过去曾经生活过的“原始社会”时期，这些细菌就存在。36 亿多年前，“生命”诞生了，原始地球上没有氧，只有细菌类能生存在这样的环境下，在现在的“人类肠道中”，与原始地球相同的环境得到了再现。

而且，肠道是“第二大脑”。也就是说，正如我们说“肠脑不分家”一样，大脑与对免疫系统有着巨大影响的肠道密切相关。具有讽刺意味的是，曾存在于原始社会的细菌类，如今暴露在“现代社会的精神压力”下。

在如今这个复杂的精神紧张型社会中，更需要我们通过免疫学来弄清“心理”与“身体”的关系。

“心理”与 NK 细胞的日节奏

在攻击癌细胞的免疫细胞中，有一种叫做“NK”（自然杀伤）的细胞。除 NK 细胞之外，攻击癌细胞的还有杀伤 T 细胞、巨噬细胞，其中，NK 细胞发挥着最重要的作用。

NK 细胞不仅能够攻击癌细胞，还与身体对感冒等疾病的抵抗力有关系。它是一种为保护身体而最早出动、做出反应的免疫细胞。我想从这里开始，我们来尝试着探究一下 NK 细胞的作用，以及内分泌系统、神经系统的刺激促使免疫力提高的情况。

每个人的身体里至少会有 50 亿个以上的 NK 细胞，据说这种细胞多的人，其数量甚至达到 1000 亿个。这些 NK 细胞每天都会帮我们找出癌细胞，并对其进行攻击，将其破坏。

在负责免疫的细胞中，有一种能够产生抗体的 B 细胞，和一种能够调节抗体产生的 T 细胞。这些细胞基本上都很强健，甚至不会受到衰老的影响。但是，NK 细胞很容易受到年龄、精神压力、食物等因素的影响。也就是说，NK细胞在我们的生活中既可以变强大，也会变得弱小。

在一天中，早上9点左右和晚上5点左右的时候，NK细胞的活性是非常高的，一旦到了晚上9点左右，它的活力就会降低。睡觉的时候，其活性就更低了。因此，我们大多数情况下都是在睡觉的时候患上感冒的。

如上所述，NK细胞的活性有一个日节奏。因此，如果我们在打乱了这种节奏的情况下无规律地生活，NK细胞的活性就会很低，也就容易患感冒或癌症。

可见，打乱日节奏的“时差”肯定会对健康有很大的影响。所以有的航空公司会尽量让50岁以上的飞行员转而飞没有时差的线路，或是做地上勤务。

是否能在不打乱NK细胞节奏的情况下有规律地生活，关系到我们的免疫力是否能够增强。

如何活化NK细胞

有的人常常患感冒，有的人则不经常患感冒。而且，有的人患上感冒很快便能痊愈，有的人则不容易痊愈。这主要是由 NK 细胞等细胞性免疫力决定的。

经过调查患感冒的频率与 NK 细胞之间的关系，我们发现，NK 细胞的活性越高，人患感冒的频率越低。而且我们还发现，NK 细胞的活性越高，患感冒的天数也就越少（图 3-1）。

那么，怎样的生活状态能够提高 NK 细胞的活性呢？

首先，“运动”能够提高 NK 细胞的活性。但是，必须是在心情一直很愉快的情况下运动。“非常疲惫的运动”反而会使 NK 细胞的活性降低。

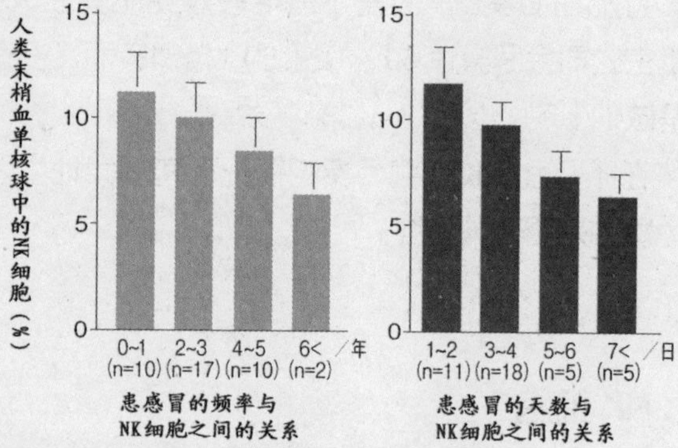

图 3–1　感冒与 NK 细胞的关系

NK 细胞越多，越不容易患感冒，而且患感冒的天数也会减少。
（出典：奥村康，自然饮食新闻，No.8，2005）

因此，步行、散步这类运动是很有效的。根据东京气体健康开发中心所发表的数据，经过对 9000 人进行长达 16 年的追踪研究，他们发现，每天步行 1 小时，而且周末进行运动的人因患癌症而死亡的风险，是基本不步行的人的一半以下。

美国也发表了类似的数据，称每天步行 3 公里以上的人 10 年后患癌症的几率，是每天步行 3 公里以下的人的 1/2 以下。这是以 10 万多人为对象进行大规模调查得出的结果。

其次是“接触大自然”。而且，我们要看美丽的花、闻花的香味、洗森林浴、接触可爱的动物，增强自己的这些原始感受性。

此外，“有价值、愉快且生动活泼的生活”不仅能够提高 NK 细胞的活性，还能够提高身体的整体免疫力；反之，如果精神压力大，总是面对厌恶的事物，心理灰暗，免疫系统就会失去活性。

如今，抗衰老的研究在世界各地都非常盛行。在“现代文明促使人类衰老”这一点上，各个国家得出的研究结果都是一致的。各个国家都推荐人们“适当地运动”、“采取有价值的生活方式”、“多摄取具有抗氧化作用的植物性食品”。而且，这些“有助于抗衰老的生活习惯”均有助于提高所有 NK 细胞的活性，这一点受到了大家的广泛关注。

NK 细胞有助于抗衰老这一点应该是确定无疑的。

精神压力是 NK 细胞的大敌

在第 2 章，我特别通过对精神压力与肠道关系的说明，讲解了精神压力会导致免疫力低下的道理，阐述了“脑肠不分家”“大脑与肠道的关系很密切”“它们会互相影响”“所以精神压力会导致免疫力低下”的观点。

在这方面，通过 NK 细胞观察得出的结论也是如此。精神压力是一种能够强力降低 NK 细胞活性的因素。我们了解到，精神压力越大，NK 细胞的活性就越低（图 3–2）。不知为什么，一旦有精神压力，NK 细胞的活性就会在几分钟内迅速降低。

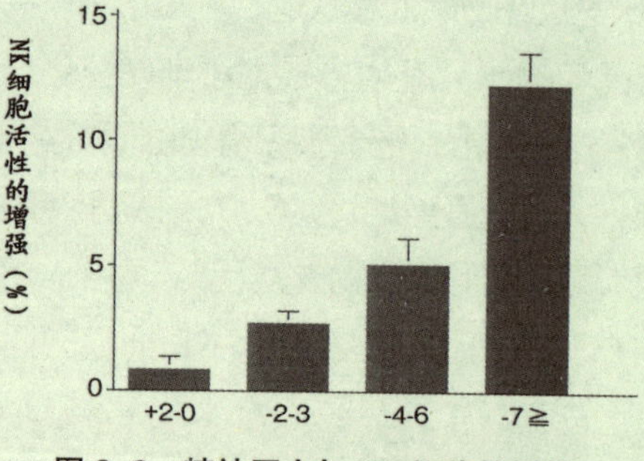

图 3–2　精神压力与 NK 细胞的活性

精神压力越大，NK 细胞的活性就越低。
（出典：奥村康，自然饮食新闻，No.8，2005）

我用老鼠做了一个实验，即在它进食的时候给它造成精神压力，结果导致老鼠患上了特应性疾病。我所使用的方法是老鼠一旦要进食，我就在它的尾巴尖部通上电流。看到这一结果，我大吃一惊，我吃惊是因为老鼠的免疫力低下导致其患上了严重的特应性疾病。

做完这个实验之后，我决定以后要心情愉快地进食。

现代社会充满了精神压力，逐渐变成了一个令人厌恶的社会。令人厌恶的人也增多了。但是，无论是什么事情，我们都要往好处想。我们的思想应该积极一些。

我曾经做过一个想象实验。我让我的实验对象闭眼 30 分钟，并让他想象冲绳的珊瑚礁。我说："珊瑚礁很漂亮，对吧？你能看到热带鱼在水中游吗？"我仅仅用让对方想象的方法，便让所有实验参与人的 NK 细胞活性都提高了（图 3–3）。

精神压力不仅是免疫机能的大敌，也是抗衰老的大敌。要想留住青春，正确处理精神压力是非常重要的。特别是悲伤的精神压力，它会降低人体的免疫机能，导致人衰老。

我建议大家进入老年阶段之后，要愉快而悠闲地生活。即使有很多令人悲伤的事情，只要思考出战胜它们的对策，人的 NK 细胞活性也会一直比较强，因而就能够保持年轻。

可想而知，相比过着过度克己生活的人，少量饮酒，生活舒适愉快的人精神压力更小，NK 细胞的活性更高。

有一种病叫做芬兰综合症。我们在芬兰做了一个实验，实验以 45 至 55 岁的部科长级男性为对象进行，让一组人禁烟禁酒，这组人被称为节制组，有 600 人，他们的胆固醇和血压都很正常，然后再让一个 600 人的小组在生活上没有任何禁忌，并花了 10 年时间进行观察，结果发现，节制组的死亡率更高一些。

也许没有任何限制，愉快而舒适地活着的人能够长时间保持 NK 细胞的活性。

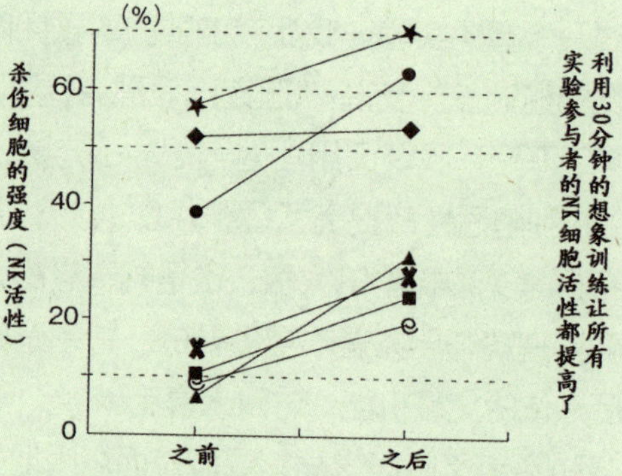

图 3–3　利用“想象训练”活化免疫力

（出典：健康新闻，No.165，2006）

笑是一种体内的跑步运动

之前我讲了精神压力会降低免疫力的例子。那么，反之，如果笑，或是做开心的事情，我们的免疫力就会提高吗？

在美国的约翰霍普金斯医院，医生会发给患者们一个名为“精神健康”的小册子。小册子中写着“笑是一种体内的跑步运动（internal jogging）”，并记载着“笑不仅能够促进 NK 细胞的生成和活性化，预防传染病，还对治疗癌症很有效”。

我们可以在国语《辞典》中查一下“笑”这个词，《辞典》上的注解是“笑就是快乐或觉得可笑的时候，眯起眼睛，嘴角放松，表情显得柔和”。据动物学家称，“笑起源于要吐出进入口中的有害物质时的动作”。

笑原本是抵抗有害物质，保护自身的一个动作，但是到了灵长类身上，就发展成了传达危险信息，对即将向自己发起进攻的对方示好的表现。据说，因此，“笑”这种表情仅能在人类和猿猴身上看到。

所以，“笑”分许多种。最“先进的笑”是“快乐地笑”，据说这个时候大脑边缘系统和脑干会受到刺激。我想，这种“快乐地笑”应该是我们进化成哺乳动物之后发展起来的。

婴儿要吃奶的时候会哭。这样一来，母亲就会过来喂奶。婴儿一旦吃饱，得到满足，就会微笑，然后愉快地睡着。也就是说，我们一旦知道自己的生命能够维系下去了，就会心情愉快，露出笑容。

血糖值低的时候，婴儿会产生空腹的感觉。一旦血糖降低，相应的信号就会到达视床下部，这时大脑边缘就会感知到，于是婴儿就会产生不安感和恐惧感等感觉。一旦吃到奶，婴儿的血糖值就会升高，不安感就会消失，于是便会露出“愉快的笑容”。

精神心理学家志水彰先生将“笑”大致分为以下三类：

A. 愉快的笑（大脑边缘系统、脑干）

1. 本能上的大笑

2. 期待上的大笑

3. 优越感的笑

4. 不协调的笑

5. 价值逆转的笑

B. 社交上的笑（大脑新皮质）

1. 协调的笑

2. 防御性的笑

3. 攻击性的笑

4. 没有价值的笑

C. 缓和紧张的笑（大脑边缘系统、脑干）

1. 缓和强烈的紧张感时的笑

2. 缓和较弱的紧张感时的笑

"愉快的笑"会使副交感神经受到刺激，交感神经会进入反应性降低的状态，也就是放松的状态。但是，如果是防御、攻击性的笑，交感神经会进入紧张状态。也就是说，虽然同样是"笑"，但是其对身体的影响因笑的种类而有差异，特别是对免疫力的影响。

笑能够增强人的治愈力

诺曼·卡森在《笑与治疗力》（松田铣译、岩波书店）中阐述道，笑能够活化人的感性机能，提高人的治愈能力。笑是通过自律神经来活化人的心理和身体机能的。

例如，得不到疼爱的孩子发育会比较晚，身高和体重不会增加。与其说这是因为欠缺"疼爱"这种感性信息，不如说是心理机能变得无法顺利起作用，生长激素的分泌和食物的消化、吸收不正常造成的。也就是说，这是与生长、发育有关的身体机能未能顺利起作用的结果。

一旦孩子得到疼爱，不仅其消化、吸收能力会增强，从而分泌出生长激素，就连产生抗体等免疫机能也会被活化。

同理，“笑”这种行为会陆续活化人的神经系统、内分泌系统、免疫系统等心理和身体机能，从而促使人的免疫系统活性增强。

有许多数据都显示“笑”能够使 NK 细胞的活性增强。

李·贝克博士以 52 名健康的医学系学生为对象，让他们看 1 个小时的喜剧影像，然后检测了他们在看喜剧影像前后的免疫因子活性。看之后，他们的 NK 细胞的活性从看之前的 24% 增加到了 38%。而且其免疫球朊 IgA 的抗体量从 1.75mg/dl 增加到了 2.0mg/dl，其 IgM 抗体量从 0.75mg/dl 增加到了 0.9mg/dl，其 IgG 抗体量从 9.5mg/dl 增加到了 11.5mg/dl，免疫因子活性都有一定程度的增长。

其辅体量也从 0.75mg/dl 增加到了 1.25mg/dl，其干扰素也从 0.4IU/dl 增加到了 0.9IU/dl。而且，这种效果能在看过喜剧影像之后持续 12 个小时以上（图 3-4）。

麻醉科和妇产科的专业医生升干夫大夫让癌症和心脏病患者观看吉本兴业的公演，然后检测他们的 NK 细胞活性。其中的大部分人在看过公演后，NK 细胞的活性都提高了。

路易·巴斯德医学研究中心的特邀研究员伊丹仁朗博士也让苦恼于癌症等疾病的 8 位患者和 11 位正常人看了吉本兴业的公演，并检测了他们的 NK 细胞活性。结果，经确认，他们的 NK 细胞活性值提高了 3~4 倍。

	观看前	观看后	增长率（%）
NK细胞活性（%）	24	38	58
Ig（免疫球蛋白）A抗体（mg/dl）	1.75	2.0	14
IgM抗体（mg/dl）	0.75	0.9	20
IgG抗体（mg/dl）	9.5	11.5	21
辅体（mg/dl）	0.75	1.25	67
γ-干扰素（IU/ml）	0.4	0.9	125

图 3–4　笑过之后，几乎所有免疫因子都被活化了

（出自李·贝克的实验）

但是，这些实验大多是让人笑 1 个小时。那么，在“让人笑 3 个小时”的实验中，NK 细胞的活性发生了怎样的变化呢？结果一看，得出的是一个非常有趣的事实（图 3–5）。

让人笑 1 个小时的话，几乎所有人的 NK 细胞活性都提高了，但让人笑 3 个小时的话，有相当一部分人的 NK 细胞活性甚至下降了。也就是说，“笑要适度”。

最后，让我们来看看“笑为什么能促使 NK 细胞的活性发生变化”吧。

首先，我们要以“快乐地笑”为出发点。接着，如果能“大声

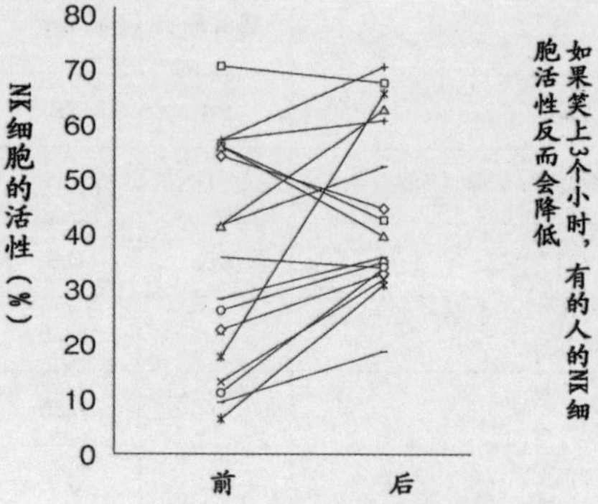

图 3–5　笑 3 个小时之后 NK 细胞活性的变化

（出典：健康新闻，No.165，2006）

地笑”，那么效果就更好了。

“大声地笑”的时候，内脏会因横膈膜的上下运动和腹压的增减而受到刺激。特别是小肠和大肠的蠕动运动，会变得非常活跃。这样一来，血流就会畅通，大脑的前头叶就会产生兴奋，并传达到间脑，间脑就会开始活跃地运动。因而，间脑就会产生信息传达物质 POMC 这种蛋白质，它会被分解成无数的神经肽（图 3–6）。

这些神经肽就像有感情一样，会对信息的善恶做出判断，并具有根据此判断改变自己的性质的能力。

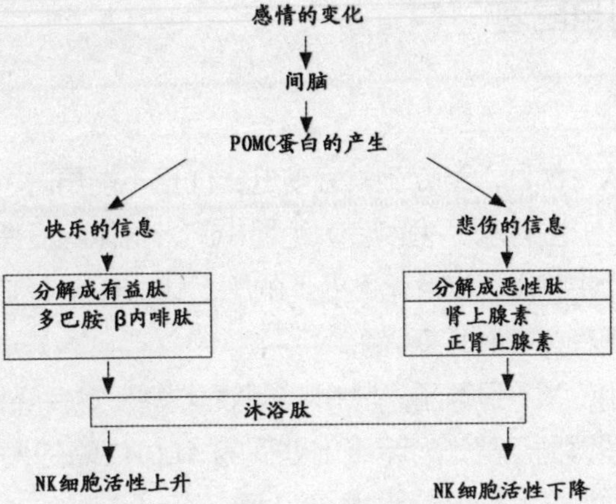

图 3–6　感情的作用与 NK 细胞活性

“快乐地笑”传达出来的信息会作为 β 内啡肽或多巴胺等“有益肽”，通过血液或淋巴液流到全身。它会附着到 NK 细胞的表面，起到活化 NK 细胞的作用。我们称之为“沐浴肽”。

那么，“悲伤时或精神紧张时”，我们的身体会分泌出什么样的神经肽呢?

这种情况下的信息肽被称为肾上腺素或正肾上腺素等“恶性肽”，从而使 NK 细胞的活性降低。

能喝酒时且喝酒

有的人一喝酒，脸立刻就会变红，而且不能再喝，有的人则无论喝多少，脸色都不会改变。酒量小的人身体内没有能够对酒精分解后产生的乙醛进行无毒处理的酶（ALDH2）。反之，酒量大的身体内则有 ALDH2 这种酶。

酒量小的人一旦喝酒，其 NK 细胞活性就一定会降低。但是，身体内有能够对乙醛进行无毒化处理的 ALDH2 酶的人一旦喝酒，NK 细胞活性就会比不喝酒时更高。

不过，这里有两个条件。一个条件是如果喝日本酒，酒量应该控制在每天 100mL。如果是大瓶的啤酒，酒量应该控制在每天 1.5 瓶，一旦超过这个限度，NK 细胞的活性就会降低。另一个条件是不与厌恶的人一起喝酒。如果与厌恶的人一起喝酒，NK 细胞的活性从最开始就会降低。

由大阪大学的森本兼曩教授等人组成的研究小组，以居住在大阪府的 135 名 40 岁以上的男性为对象，对饮酒量和遗传因子变异之间的关系进行了调查。结果发现，与不喝酒的时候相比，能喝酒的人喝少量酒的时候，遗传因子的异常会少一些。但是，饮酒量是有限度的。

研究小组还发现，一天喝 100mL 日本酒的话，遗传因子出现异常的比例明显降低了，如果一天喝 200mL~300mL 的话，遗传因子出现异常的比例则与不喝酒时的情况差不多，而如果喝得比这更多的话，遗传因子出现异常的比例反而就会增加（图 3-7）。

遗传因子出现异常会诱发人体内产生癌细胞。所以即使是为了不患癌症，能喝酒的人最好还是喝一些。但是，人们要有一种一天不要喝 200mL~300mL 酒的强烈意识。而且，需要注意的是，人们要在很开心的状态下去喝酒。

我们都知道，过量饮酒会引起肝硬化、胰腺炎。而且据说，

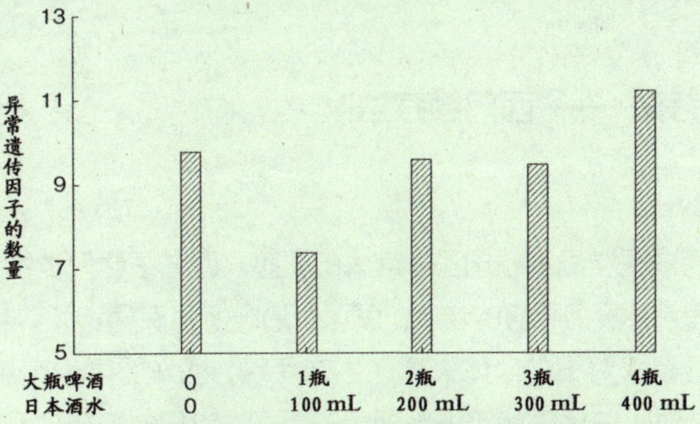

图 3-7 饮酒量与异常遗传因子的数量的关系

与不饮酒相比，1 天饮用 100mL 的酒对身体更有益 （森木兼囊，1994）

过量饮酒还容易使人患上高血压。虽然这是事实，但是，适量饮酒对身体也有益。

现代社会充满了精神压力。如果我们能借助酒缓解精神压力的话，对健康有益的成分岂不是更大吗?

况且我们都知道，适量饮酒能够使有害的胆固醇、LDL值降低，使有益的胆固醇的HDL成分增加，而且对预防动脉硬化很有帮助。

饮酒的度是非常重要的。如果能注意这一问题，那么酒毫无疑问就是“百药之首”。

癌症疗法——“西门顿疗法”

西洋医学确实做出了非常大的贡献。西洋医学只要找到疾病的原因，并投入相应的物质，就可以治愈所有疾病。

但是，对于由身体失衡产生的疾病，西洋医学也束手无策。例如，对于由免疫状态失衡罹患的癌症、过敏性疾患，西洋医学无能为力。如果想单独治愈癌症，会出现过敏症的问题，反之，如果想单独治愈过敏症，癌症的问题又会冒出来。

现在，西洋医学虽然在过敏症的研究上花费了许多，但得到的结果仅是哮喘、特应性疾病的增加。西洋医学每年在研究癌症上花费了巨额资金，可因癌症死亡的日本人仍在持续增加。

在西洋医学治疗癌症的治疗法中，有一种抗癌剂治疗法。这种方法确实能让癌细胞死亡，但正常细胞也会受损，有的时候，患者甚至因为体力被大量消耗，最终死去。

而且，我们甚至经常能看到这样的情况，虽然成功维持住了癌症患者的生命，但癌症患者没有了体力，只能躺在医院的床上，身上插着很多管子，状态就像所谓的“套管综合症”。

由于失衡而引发的疾病需要用“东洋医学的想法”来治疗，另外，与西洋医学划清界限的被称为“替代医疗”之领域的存在也变得愈加必要。

另外，您知道“西门顿疗法”吗？

所谓“西门顿”疗法，是由美国的卡尔·西门顿医生开发的“以治疗癌症为目的的想象疗法”。常年从事癌症治疗的西门顿医生发现，即使对症状相同的患者采取相同的治疗方法，结果也会有差异，而且即使是遗传信息相同的人，在相同的环境下生活，是否患癌症也因人而异。他发现，癌症的发生不仅与遗传、环境等生理的、外部的要因有关，还与个人的内在要因，也就是人的心理状态大有关系。

西门顿医生在进行癌症的治疗时，配合普通的癌症治疗法，创造出了“心理疗法”，以将治疗效果提高到最高程度。

西门顿医生最先发现的情况是，很多患上癌症的人，在过去的 6 个月到 18 个月的时间里，曾处于心理压力极大的状况之下。

这些精神压力包括伴侣、亲人、亲密的友人离世、搭档见异思迁、孩子从父母身边离开等个人生活环境的变化，以及职场的变迁、转职或是离职等社会性因素。

西门顿医生认为，要想阻止癌症的恶化，最重要的是尽早消除精神压力对人的影响。

因此，第一阶段需要做的是努力让患者的身心放松下来。让患者慢慢进入身体放松的状态，然后深呼吸，全身松弛下来。

这个时候，患者如果能完全放松下来，其脑内就会被 α 波充满。一旦出现 α 波，人脑内就会产生一种叫做多巴胺的“有益肽”，它能够活化 NK 细胞。

接着要进行的是想象疗法。想象癌细胞死亡的样子。即使最初无法做得很好，也要每天不断重复“想象”这种做法。

例如，癌细胞成群待在那里，这时一个大鱼形状的杀伤细胞出现，把癌细胞全部吃掉了。基本上就是想象这类事情。接着，为了进一步让这种想象更加稳固，要让患者本人画出自己所想。下一次，患者通过看自己画的画，就会有意识地将其从视觉转而刻入自己的大脑。

结果，大部分患者身上都表现出了很有趣的情况。在开始进行这种想象训练之前，患者会把吃癌细胞的鱼画得很小；但是在进行这种疗法 6 个月之后，患者所画的表示癌细胞的图案变小了，反之，表示杀伤细胞的图案变大了，而且变得更加稳固了。

而且，在现实中，有相当一部分人的病情都出现了好转，并且出现了很多病情稳定下来，癌细胞消失，或是不能行走的患者又变得能够行走的事例。

“西门顿疗法”在最后阶段设计了一个出院后进行的“恢复健康疗法”。

出院之后患者要继续进行想象疗法，不过另外还要加上一些“运动疗法”，但运动要控制在不会感到疲劳的限度内。因为众所周知，适量的运动能够引导 NK 细胞的活性增强。这些做法会使人体本来就具备的防御系统受到刺激，这样一来，人也许能够从精神压力中解放出来，从而增强与癌症等病魔作斗争的决心。

那些与癌症病魔斗争的人们

我们常对居住在中国的日本人进行健康检查。2008 年，接受我们健康检查的在中国的日本人总数超过了6000人。中国有许多日本没有的传染病。例如，在中国，死亡率居第一位的是日本所没有的传染病——狂犬病。在这项健康检查中，我们还检查他们是否患上了含有寄生虫的感染病。除此之外，我们还在早期发现了他们的癌细胞，或是隐藏在身体内的生活习惯病，深受居住在中国的日本人的感激。

在这项健康检查中，负责测心电图的是桥本奈绪（34岁）。奈绪的父亲顺治先生（66岁）在两年前被检查出患有"胰脏癌"。顺治先生有胆结石，所以他以为下腹痛是由胆结石引起的，结果一检查，发现是胰脏癌，而且已经扩散了。

虽然顺治先生很快便接受了开腹手术，但癌细胞还是深入扩散到了周围组织内。由于知道进行摘除手术过于勉强，所以医生仅给他放入了支架，就把腹部缝合了，这样做可以使胰液的流动畅通一些。

接下来，顺治先生接受了放射疗法和抗癌剂治疗等，但病情却一再恶化。特别是抗癌剂，他一个疗程服用三次抗癌剂的时候，已是脸色铁青，徘徊在生死边缘了。

顺治先生年轻的时候在夏威夷工作。他说"在临死前希望再去一次夏威夷"。但是，在手术两个月之后，顺治先生已经是行走困难了。为了完成父亲的愿望，奈绪拼命工作，决定攒钱带一家人去夏威夷。

但是，顺治先生的病情大起大落，因此，似乎有两次都取消了去旅行的打算。第三次，奈绪终于成功地带父亲去了夏威夷。在此之前，桥本家的孩子一直在外与父母分开生活。但是，由于这次一家人去国外旅行的经历，这样的情况结束了。而且，由于这次旅行，顺治先生的身体状况发生了戏剧性的变化。他的脸色眼看着好转，食欲也增进了，变得精神了许多。第二次去夏威夷旅行的时候，顺治先生甚至不再需要轮椅，能够一个人行走了。

再说一个事例，我的弟弟曾经是静冈市民医院的整形外科部长。他本来是体育系统的，正如我之前所说，他在年轻的时候，曾经多次参加国家网球比赛。他早上起得很早，会去骏府公园跑跑步，乍一看，他的生活方式似乎很健康。

我们家族的很多人都做了医生，父亲自不必说，就连兄弟、堂兄弟、孩子们等，都从事了这一行业。总之，成为医生的人很多，但同时，我们也是一个与老婆相处得不好的家族。我的情况也比较危险，而弟弟很早之前就开始与老婆持续着分居的状态。

这一次，我的这个弟弟开始感觉到下腹部异常了。他自己进行了检查，发现自己患上了胰脏癌。我特意把日本最权威的胰脏癌手术教授请到静冈市民医院来，为他进行了手术。我们原以为他的癌症尚处于早期，但后来发现癌细胞已经转移到了附属淋巴结上。即使是这样，他还是接受了癌病源摘除手术，并进行了普通的放射和抗癌剂治疗。

但是，弟弟的病情还是严重恶化。我曾经多次去他的病房探望。不过他的病房似乎从没有其他人来探望过，他的妻子和孩子们也一次都没去探望过他。他的病房总是空空如也。

有一天，他拜托我说："哥哥，我想让你帮我买卡萨布兰卡来。"我那时不知道卡萨布兰卡是什么。结果一问护士，才知道那是百合的一种。他那偌大的病房里，连一朵花都没有。

据我问的那个人说，"卡萨布兰卡是离别之花"。弟弟也许是在以这种方式默默地与我"告别"。仅过了几天，弟弟就去世了。从他发现自己患上了胰脏癌开始算起，他仅仅活了10个月的时间。

积极的想法能够活化 NK 细胞

桥本顺治先生和我的弟弟患的都是胰脏癌，而且桥本顺治先生的病发现得比较晚，但他却恢复了精神。而发现得较早的，且接受了最先进治疗的我的弟弟，却在很短的时间内就离开了人世。他们之间究竟有什么区别呢？

我认为他们之间的差别应该就在于 NK 细胞的活性。

即使是年轻而健康的人，体内每天也至少会产生 3000 个以上的癌细胞。癌细胞会因 DNA 中沉睡的癌遗传因子受到致癌物质（元凶）的作用而开始觉醒。

细胞中的致癌遗传因子一旦觉醒，接下来，细胞就会因致癌促进物质（促成因素）的作用而发生变化，发生了变化的细胞就会分裂，变成癌细胞。此癌细胞异于常态增殖出来的东西就是“癌症”（图 3-8）。

人类的身体大约由 60 兆个细胞构成，其中约有 2% 的细胞

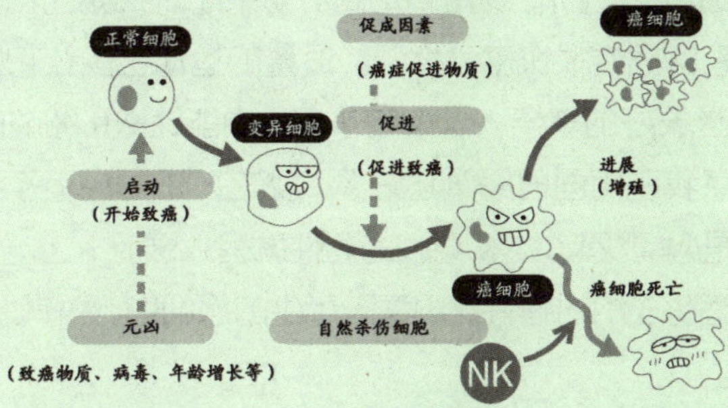

图 3–8 致癌的过程

一旦由于致癌物质，病毒的感染、年龄增长等原因，DNA 中沉睡的致癌遗传因子觉醒，出现致癌促进物质，正常细胞就会变成癌细胞。这个时候，如果 NK 细胞的活性较强，就会将癌细胞杀死，也就不会发展成癌症，但如果 NK 细胞的活性较弱，癌细胞就会增殖，就成了一个癌组织。

会因新陈代谢等原因每天更新。这个时候，有极少一部分细胞总是会出现复制错误，使遗传因子受损，从而使癌遗传因子觉醒。随着年龄的增长，这种复制错误的情况会增多，因此，年龄的增长也是一个致癌因素。

在这一过程中，癌细胞每天都会在人体内产生。它之所以不会立刻发展成癌症，是因为我们体内存在着一种叫做“细胞性免疫”的监视机制。

NK 细胞是攻击癌细胞的最重要细胞，这一点我在之前已经说过。此 NK 细胞与其他负责免疫的细胞不同，它的活性会因日常生活的细微变化而轻易走高走低。如果能以开朗而积极的态度想问题，它的活性很快就会增强。适量的运动也能让它的活性增强。通过想象好的事情、愉快的事情，也能让 NK 细胞的活性增强，这一点我在前面已经阐述过了。反之，如果经历了不开心的事情，或是心情灰暗，NK 细胞的活性就会减弱。

这些活化了的细胞会找出每天产生的癌细胞，对其发起攻击，将其毁掉。

也就是说，只要 NK 细胞的活性强，人就不容易患癌症，而且即使患上了癌症，也能够抑制住病情的发展。反之，NK 细胞的活性弱，人就容易患癌症，而且患上癌症之后，病情的发展将无法阻止。

有这样一个事例，在患有喉头癌的人进行手术之前，我们事先对他们的 NK 细胞活性进行测定。我们将其分为三组，分别是 NK 细胞活性强的组，NK 细胞活性弱的组，以及 NK 细胞活性适中的组，然后对他们术后 3 年间的癌症复发率进行比较，结果发现，越是 NK 细胞活性强的人，其复发率越低（图 3-9）。

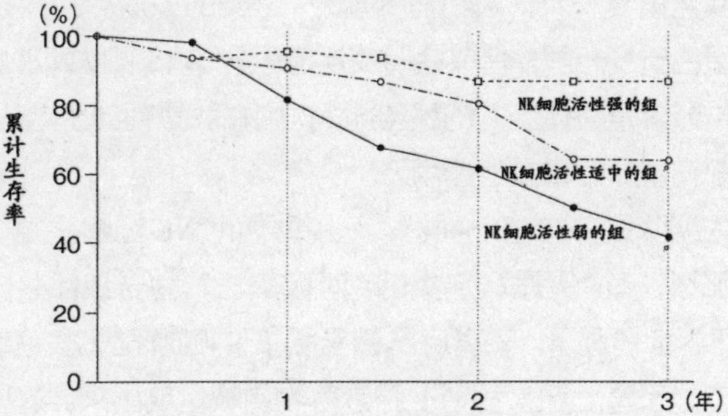

图 3-9　头颈部癌症患者的 NK 细胞活性与生存率的关系

在手术前分别检查患者的 NK 细胞活性，并将他们分为“强”、“弱”、“适中”三组。3 年后，NK 细胞活性强的人生存率较高。

一旦癌细胞出现，NK 细胞就会靠近它，分泌出一种叫做穿孔素的物质，在癌细胞上打孔，并从这个孔使癌细胞内的水分和盐分消失殆尽，从而在数分钟之内将癌细胞杀死。

日常生活中发生了某些事情的时候，我们会在无意识中做出

“喜欢”、“厌恶”的判断。实际上，这种无意识的感情会变成信息，在大脑内转化成物质。一旦这种物质在人脑内产生，一种叫做 POMC 的蛋白质就会被分解。

在这种情况下，做出“喜欢”的判断和做出“厌恶”的判断时，POMC 的分解方式是不同的。

我再重复一次，人们有“喜欢”之类的“积极想法”的时候，这种蛋白质会分解，合成副肾皮质激素和 β 内咖肽两种物质。副肾皮质激素是身体压力的缓和剂，β 内咖肽是精神压力的缓和剂，两者都有着非常重要的作用。

内咖肽是一种“有益肽”，它能够活化 NK 细胞。

那么，有“厌恶”之类的“消极想法”会导致什么样的结果呢？在这种情况下，副肾皮质激素和 β 内咖肽都不会合成。取而代之的是正肾上腺素和肾上腺素等物质被合成出来。这些物质会产生活性氧，降低 NK 细胞的活性。

明确的想象能够增强 NK 细胞的活性

想象训练可以轻松地增强 NK 细胞的活性，这一点我在之前已经说过。实际上，近年来，有关想象与NK细胞之间的关系的研究取得了飞速的发展。在许多疾病的诊断上都会用到PET（positron emission tomography：阳电子断层摄影法），我们曾经做过一个让实验参与人做出某种想象，用PET来观察其大脑的作用的研究。结果发现，人在做出某种想象的时候，掌管感情的大脑边缘系统，以及听觉域、视觉域、感觉域等领域，会在相同的部位，出现与实际经历这件事情相同的活动。

我们还了解到，因想象而工作起来的大脑会对内分泌系统、自律神经系统产生作用，释放出激素类物质，而且甚至会对心跳数、发汗作用、血压、唾液的分泌等产生影响。

这种想象越是鲜明，对身体机能产生的影响越会引发巨大的变化，并表现出来，这一点已经得到了证实。而且我们还发现，要想使想象变得更加鲜明，声音、味道等会起到很大的辅助作用。

亨利·卓尔医生利用7周的时间进行想象训练，并对训练前后的免疫细胞数量进行了调查比较。结果发现，最显著的效果是NK细胞的数量和活性都大大加强了。在进行想象之前，他的NK细胞数量是548个，但在进行想象之后，其NK细胞增加到了722个，而且NK细胞的活性也增强了32%（图3-10）。

不仅是NK细胞，所有免疫系统的细胞数量都增加了，这一点很受关注。

当然，克服癌症的人并不仅仅是用想象疗法做到的。他们也进行了普通的化学疗法。因此，没有证据能够证明仅靠大脑中描绘出的想象，就可以使癌细胞消失这件事。但是，在多数情况下，与仅用化学疗法进行治疗相比，配合使用想象疗法在治疗上取得的巨大效果与之有着很大的差别，这也许才是我们应该关注的。

这正从科学角度证明了“病由心生”，不是吗？

	想象		合理值	增长率（%）
	前	后		
嗜中性白血球	3679	4153	1650~8330	＋12
淋巴球	1927	2328	1049~3581	＋21
NK细胞	548	722	61~929	＋32
嗜酸性粒血球	63	73	40~423	＋16

（单位：CU，MM）

图 3–10　由想象训练引起的负责免疫的细胞的数量变化

（出典：H.Dreher（亨利·卓尔）， The Immune Power Personslity）

第4章

『适量运动』的巨大功效

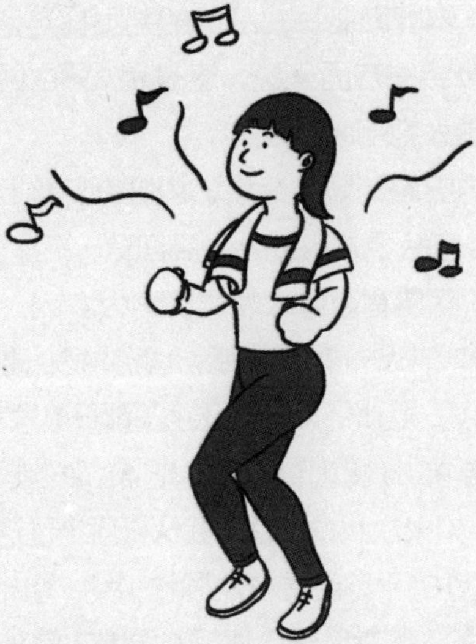

85 厘米以上的腰围危险吗

如果有人说“腰围在 85 厘米以上很危险”的话，我会觉得自己就像烙上了“饮食无节制的烙印”一样。这是一件很可怕的事，是 metabolic syndrome（内脏脂肪综合症）的判定标准，其通报效果相当明显。但是，从另一方面来说，这是用“死亡四重奏”来吓唬健康人，在给健康人施加心理压力。

肥胖，特别是因内脏脂肪肥胖造成的内脏脂肪症候群，又被称为代谢异常综合症，它会诱发高血压、高血糖、高血脂等疾病，而且会成为心肌梗塞、脑梗塞等重大疾病的诱因。

即使血压等各项数值未处于危险区域，也容易因几项并发而引起心肌梗塞、中风等疾病，因此，我们举国上下都开始思考对策。

但是，实际上，“腰围 85 厘米”基本上是 40~69 岁日本男性的平均腰围（84.7 厘米）。如果让我说的话，我认为应该说这是一个最佳尺寸。另一方面，女性的平均腰围要比男性少约 5 厘米，也就是 79.3 厘米，但日本女性的内脏脂肪综合症标准腰围却是 90 厘米，这比日本男性还多 5 厘米。这实在是一件很奇妙的事情。

世界各国的情况是这样的，在美国，男性的内脏脂肪综合症标准腰围是 103 厘米，女性是 89 厘米，在中国，男性的内脏脂肪综合症标准腰围是 90 厘米，女性是 80 厘米，在世界上，女性的标准腰围比男性还高的只有日本，再也找不到第二个。

我认为既是计算标准腰围的基础数据，也是危险因子之一的“总胆固醇在 220mg/dl 以上”本身也有问题。世界各国的总胆固醇上限值是“260~270”，日本的数值过于低了。

实际上，在闭经后的日本女性中，总胆固醇在“220 以上”的占 55%。包括这些女性在内的大部分日本成年人都被诊断为“高血脂症”，并在服用降低胆固醇的药物。从前，除了遗传性高胆固醇症患者之外，其他人群基本不需要这种药，但现在，这种药品的市场已经扩大到了每年约 330 亿日元的程度。

而且，胆固醇值一旦降低，性激素的分泌就会受到抑制，人体的免疫机能就会降低，人们开始患上癌症或传染病、抑郁症等疾病，于是日本的死亡率反而上升了，而且这一事实已经得到明确。

一般情况下，人们都认为胆固醇值一旦很高，就容易患心肌梗塞或高梗塞，但如果是稍微高一点点，情况就不会那么严重，这种说法是毫无根据的。那么为什么会出现这种情况呢？因为让人们认为那样“很危险”的话，制药公司的营业额就会提高，医生的诊疗报酬就会增加。

微胖才健康

我在日本经济新闻（2006 年 9 月 4 日）的“领空侵犯”系列中，提出了“放宽‘内脏脂肪综合症’标准”的建议。虽然内脏脂肪综合症是中风、心肌梗塞等疾病的诱因，但我从很早以前就觉得国内[①]的内脏脂肪综合症标准有些不对劲，所以我在报纸上发表了我的见解：“腰围在 85 厘米以上的成年男子，以及腰围在 90 厘米以上的女性，若满足空腹时血糖值升高、中性脂肪升高、有益的胆固醇值降低这三项中的两项，就会被诊断为内脏脂肪综合症，我认为这个标准过于苛刻了。”

能将过于丰满的腹部锻炼得瘦一些是最好的，这一点我也很赞同。过于肥胖确实是重大疾病的一大诱因，但统计数据已经证实，相比较瘦的人，有些微胖的人反而更长寿。

肥胖程度是用体格指数（BMI= 体重除以身高的二次方得出的数值）来表示的。在日本，此数值在 18.5~24.9 之间被视为正常，厚生劳动省推荐人们达到 22~23。但是，数据表示，在国内[②]，BMI 数值在 24~25 左右的人寿命最长。美国也有数据显示，这项数值

① 译注：这里指日本。
② 译注：这里指日本。

在25~29.9之间的超重人群死亡率最低（图4-1）。也就是说，微胖的人最长寿。因此我认为日本的判定标准将这类最精神的人群诊断成了病人。

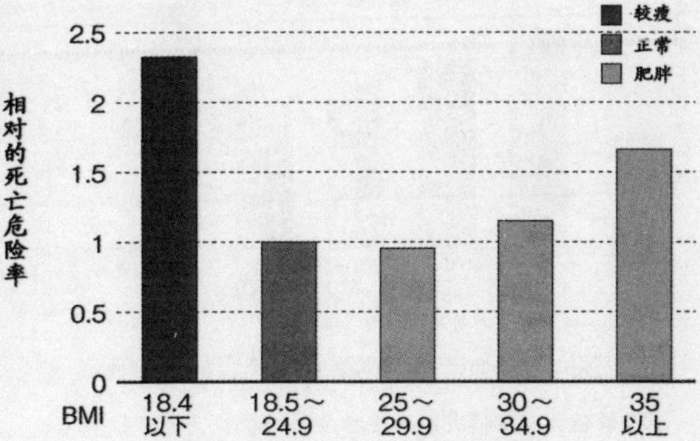

图4-1　BMI与死亡的关系——微胖的人长寿

BMI数值处于25~29.9之间的人最长寿（美国的调查）
（出典：健康新闻，No.165，2006）

日本的厚生劳动省认为，抑制过食、摆脱缺乏运动状况的做法能够使健康人增加，并减少医药费。确实，也许政府设定较严格的判定标准，目的就在于提高这方面的效果。

但是，这样反而会带来相反的效果。让健康人觉得自己是内脏脂肪综合症患者，并让他们服用抗胆固醇药剂，以降低胆固醇值的做法反而会使死亡率升高（图4-2）。本来不必往来于医院，但往来于医院的人却增多了，这样一来，医疗费不但不会减少，反而会增加。

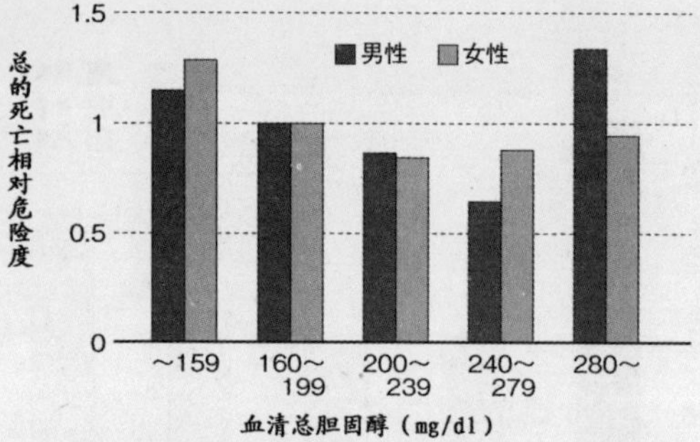

图 4–2　血清总胆固醇值与死亡的危险率

胆固醇值比正常情况高一些的人反而长寿

（出典：健康新闻，No.165，2006）

内脏脂肪综合症的判定标准，也许需要根据统计数据重新探讨。如果仍然按照现在的标准，只要稍胖一点，就会被亮红牌，我觉得无论是什么事情，适度都是非常重要的。运动的时候也应该注意适度，在强迫观念下过度运动的话，免疫力就反而会下降。过度减肥对身体也很不好。从某种意义上来说，吃大量的食物，且较活跃的人是日本社会的中流砥柱。让这一人群觉得不安，并削减他们的活力的话，将得不偿失。

这是我的想法。其正确性已在理论上得到了证实。

不要太瘦哦

曾经有一辆急救车把一个 21 岁的女大学生拉到了我们医院。这个女大学生由于极度脱水，即将失去意识。她稍有些胖，平时很希望想办法瘦下来。这个时候，她听说了一个“一周能减 20 公斤左右”的“绝食练功房”的广告。

她很快就去了那个练功房。而且，她成功在一周内将体重从 66 公斤减到了 45 公斤。但是，她由于脱水被送到了我们这里。

确实，过于肥胖的话，患生活习惯病的危险会较大，但极速减肥的话，将性命攸关。

东京老人综合研究所对小金井市居民的体重和健康之间的关系进行了调查，并发表了微胖一些的人更长寿、过于瘦弱的人寿命较短的调查结果。

我们每年都会对居住在印度尼西亚、菲律宾、中国的日本人进行健康检查，但活跃在第一线的人们的腰围，几乎都在 85 厘米以上。

另一方面，体重低于标准体重，胆固醇值在 150mg/dl 以下的日本人也特别多。而这些人都是一些无法适应中国菜，因而一直只食用从日本带来的杯面、茶泡饭的人。这些人精神状态偏于抑郁，或是免疫力比较低下，很容易患上许多传染病或癌症。

我认为胆固醇值稍微有点高，或者是多少有些肥胖的人，完全不必担心。

运动促使有益的胆固醇增加

一般情况下，过于肥胖是心肌梗塞、中风等生活习惯病的诱因，这是事实。要想不患这些疾病，首先要进行“适量的运动”。

刚才我阐述了关于胆固醇的问题，但胆固醇与内脏脂肪综合症之间的关系并非那么简单。

之所以说它们之间的关系并不简单，是因为我们要考虑到“中性脂肪”这一隐性杀手。我们非常了解容易引发动脉硬化的有害胆固醇——LDL。如果内脏脂肪综合症继续发展，“中性脂肪”增多，LDL 将会变小，并产生更不利于身体健康的低密度 LDL。这种小型 LDL 较小，很容易进入血管内，而且容易被氧化，从而使动脉硬化、心肌梗塞进一步恶化。中性脂肪可以说是一种隐性杀手。为了避免这种风险，我们要多多运用适量摄取热量和运动的疗法。

所谓中性脂肪，就是体脂肪。简单地说，我们可以将体脂肪看做是闯入血液中的东西。因此，肥胖的人中性脂肪会较高。但是，人的身体里有一种叫做“脂蛋白酯酶”的酶，它能够分解中性脂肪，而且人在年轻的时候，这种酶的作用会非常活跃。因此，年轻人即使肥胖，中性脂肪也不会很高。但是，随着年龄的增长，脂蛋白酯酶的机能会下降，因此出现了越是人到中年才胖起来的人，其中性脂肪越高的现象。

此中性脂肪一旦增多，有益胆固醇 HDL 的量就会减少，也就是说，两者的关系类似于跷跷板，此消彼长。要想摆脱这种状况，只能“运动”了。

一旦“运动”，HDL 就会大量增加。脂蛋白酯酶是一种对胰岛素依赖性很强的酶，胰岛素产生的效果较好的话，脂蛋白酯酶的生成量就会增加。这样一来，中性脂肪便容易被分解，HDL 也就增加了。

我想马拉松运动员的中性脂肪之所以很低，HDL 之所以很高，就是因为这个原因。

运动要安排在饭后，这一点是很重要的，饭前运动几乎没有意义。饭后一个小时的时候，人的血糖值会升高，之后，中性脂肪也会升高。在这个时间段运动是最有效的。

运动 30 分钟左右，人的血糖值就会下降。比较忙碌的人可以隔天慢跑一次，这样做也比较有效。

我们一般倡导“先瘦 3 公斤”。一旦开始瘦，人的心情就会很好。腰上的腰带孔一旦收进去一个，我们就会继续努力了。

“take ten”与抗衰老

最近，一种面向老年人的能够推迟衰老的预防疗法被公布出来，受到了大家的广泛关注。其做法是每次做 10 分钟简单的运动，每天进行几次，同时，平均每天食用 10 种食品，其名字也被命名为“take ten”。

“take ten”的特征在于将运动与营养指导有效地搭配起来。因为缺乏营养就无法运动，不运动也就没有食欲。

“take ten”是由美国的非盈利组织“国际生命科学研究机构”（总部位于华盛顿）于 2000 年开展的。为了让孩子摆脱肥胖，此机构提倡每天活动 10 分钟。我听说，现在已有 20 万人参与进来了。

国际生命科学研究机构日本分部下属的健康推进合作中心认为，在日本，老年人更容易缺乏运动，于是，他们开始开展以长寿和无须照顾为目标的活动。由于老年人常避免吃油腻的东西等原因，老年人的饮食生活容易不均衡，因此，在日本版的“take ten”中，除了运动之外，还提出了每天吃 10 种食物的饮食生活建议，其中的食物包括鱼、肉、蔬菜等。

我来记录一下此中心制作的具体的“take ten”方法吧。

首先，我来介绍一下一周时间内用 10 分钟可以完成的运动项目。此方法推荐大家第一天进行拉伸颈部肌肉、强化颈部肌肉的力量的运动，第二天进行伸展腿关节、强化臀部到背部的肌肉力量等运动，将柔软身体的伸展运动和强化肌肉运动结合起来。当然，也可以持续散步 10 分钟。

在饮食生活方面，建议大家准备一个记录自己一天内是否食用了肉、鱼、鸡蛋、牛奶、大豆、薯类、海藻、水果、蔬菜、油这 10 种食品，以方便自己检查。

那么，日本版的“take ten”是否取得了实际成效呢？

在以秋田县南外村（如今的大仙市）的老年人为对象的调查中，这一问题得到了证实。在南外村，约有 1000 名 65 岁以上的老人对此非常感兴趣，在这项调查中，调查员让这些老人实践“take ten”，并调查了老人们在实践前后的体力情况。

一般情况下，人一旦上了年纪，脚部的肌肉就会衰退，行走的速度就会减慢，但是，这些老人以最快的步行速度走完 10 米的平均秒速为 1.88 米，与一年前基本相同，这说明他们的肌肉力量没有降低。

良性胆固醇（HDL）对身体健康有益，老人们体内每 100mL 的 HDL 平均值从 57.3mg 上升到了 60.7mg。血液中的血红蛋白是衡量人是否贫血的一个指标，老年人容易因缺铁而贫血，但经过实践“take ten”，老年人们体内每 100ml 的平均血红蛋白从 12.8g 增加到了 13.1g。血清白蛋白是一种衡量人的身体营养情况是否良好的蛋白质，一般情况下，这种蛋白质会随着年龄的增长而减少，但这些老人们的平均值上升了。

接下来的问题是如何避免人们放弃运动等做法。

在同一村落的第二地区，调查员每月都把 30 多人聚集起来，让他们汇报自己的实践情况等，以互相鼓励。大家聚集起来的时候，会跳跳舞，一边娱乐一边运动。

因生活习惯信息而日益健康的美国人

如上所述，通过摄取多种食品，进行适量的运动，可以使老年人保持健康，且不容易患心肌梗塞、脑梗塞的情况已经得到了证实。但是，因心肌梗塞死亡的人数在日本仍然在持续增长。

日本人的最大死因是癌症，第二大死因是心肌梗塞，因癌症死亡的日本人数也在不断增长。在这30年间，因癌症死亡的人数甚至增长了两倍以上。同样地，日本每年因心肌梗塞死亡的人数也增长了近两倍。

但是，有一个国家的这两种病的死亡率却在持续降低。那就是美国。在美国，癌症的死亡率从20世纪50年代开始持续上升，到1992年达到顶点，从1994年开始，虽然下降速度较缓，但癌症的死亡率转而逐渐减少。而且与20世纪70年代相比，心肌梗塞的年死亡率也减少到了当时的2/3。

在这30年间，美国因心肌梗塞死亡的人减少了35%。

为什么在日本，因癌症、心肌梗塞而死亡的人数在持续增加，而在美国，因这些疾病而死亡的人数却在持续减少呢?

我认为这取决于国家是否对国民进行了针对生活习惯病的正确“知识”和“信息”的启蒙。

在美国，政府从20世纪70年代就已经开始推行“健康国民”的国家计划了。其中包括我在之前已经列举过的“5 A DAY”运动、“take ten”实践等。这项计划是一个比那个阿波罗计划规模还大的国家计划。因为这个计划，美国国民变得健康了，因癌症、心肌梗塞死亡的人数减少了。

另一方面，日本的情况又如何呢?

实际上，日本也采取了与美国相同的策略。无论是什么事情，日本都会学习美国，于是2000年，日本开始推行一项与“健康国民”相同的“健康日本21”计划。但是，其规模与美国相比，有着很大的差距。

“健康国民”计划的最大特征是设定了目标。日本的“健康日本21”计划同样也列举了一些10年后应该达到的数值。2007年4月，7年前开始推行的“健康日本21”计划的中期成果被公布出来，但结果却非常惨淡。

例如肥胖情况，这项计划开始推行时，20岁至60岁男性的肥胖比例为24%，但2007年，这一比例却增长到了29%。这项计划在这方面的目标值本是15%，但其实际数值却大约是目标值的两倍。

而且，人们缺乏运动的情况也完全未得到改善。在计划开始推行时，男性每天的步行步数是8202步，但在中期成果中，男性每天的步行步数却减少了700步，降低到了7532步。这样下去，是怎么也无法达到9200步的目标值的。女性的情况也是如此，计划开始推行时，女性的步行步数是7282步，但在中期成果中，女性的步行步数却减少了800步以上，降低到了6446步。当时，这项计划中的女性步行步数目标值是8300步，所以这个结果与目标相去甚远。

在日本，蔬菜摄取不足的情况也急速加剧了。日本每个人的蔬菜消费量与1995年的美国相比发生了逆转，开始推行这项计划的时候，每个日本人一天会吃292g的蔬菜，但在这次的报告中，这一数值降到了267g，减少了25g。这项计划在这方面的目标值原本是350g。在开始推行这项计划的时候，日本人每天的黄绿色蔬菜摄取量是98g，当时国家设定的目标值是120g，但在中期成果中，这一数值降低到了94g。

既然如此，我只能说日本人的健康状况年年下降是理所当然的，因癌症、心肌梗塞死亡的人越来越多也是理所当然的。

多说不如去运动

日本人的健康状况为什么年年下降呢？

新渡户文化学院短期大学的中原英臣学长说，会不会是因为电视上的健康节目看多了。“发掘！所有大事典Ⅱ”曾经是一档颇具代表性的健康节目，但这个节目却卷入了捏造事件中，正如我们通过这一事例所看到的一样，电视能够很轻松地播放虚假信息，我认为确确实实有许多日本国民会完全相信它。

如果是有些常识的人，应该会发现仅吃纳豆就能够瘦下来的说法很奇怪。吃含有卡路里的食品当然会发胖。如果只吃纳豆就可以减肥的话，也只可能是纳豆腐败了，或者是纳豆里面被投毒了，总之会是其中一种情况，但很多日本人都会相信这种信息。

由于电视上播放的健康节目，许多食品都成了有益于健康的食品，结果掀起一股热潮。在古代有很多诸如红茶菌、Kaspiy 海酸奶、可可、凉粉、黑醋之类的东西。但是，如今，几乎已经没有人会去制作红茶菌、Kaspiy 海酸奶了。

如今，日本已经进入了一个所有国民都不健康的时代。不仅是电视，从读者群为年轻人的杂志，到读者群为老年人的杂志，从男性杂志到女性杂志，几乎都充斥着与健康有关的信息。但是，这些信息从未向我们传达对我们采取健康的生活习惯有益的“知识”和“信息”，国民们被各种信息迷惑、折腾着。

任何人都知道运动对身体是“有益”的。但是，一旦过度，将对身体“无益”。哎呀，人一天需要进行几个小时的有氧运动，不，散步更重要，而且每天要步行 1 万步以上……各种各样的信息混进来，因此，人们干脆放弃了运动，不是吗？

在这里，我想提一个建议，即“把理由放在一边，我们还是先运动吧”。

无论是什么样的运动，适量运动才是对健康有益的，在此，我想举两三个这方面的例子。

首先，我要说一说运动与胆固醇的关系。我们来观察一下美国人以中老年人为对象所进行的运动状况与胆固醇的关系调查，会发现，缺乏运动的人群的胆固醇总值和有害胆固醇（LDL）的数值最高，反之，有益胆固醇（HDL）的数值就变成了一个最低的数值。

日本也通过研究和统计证实了运动时间越长的人，有益胆固醇值越高的事实。

人一旦运动起来，肝脏的糖就会被动员起来，并被胰岛素吸入肌肉中。因此，据说，糖尿病患者一旦运动起来，胰岛素就会在细胞处充分发挥作用，从而恢复正常的糖代谢。我这里有一个数据显示，人一旦运动起来，相对于胰岛素的糖代谢量就会随着运动逐渐增多（图 4-3）。

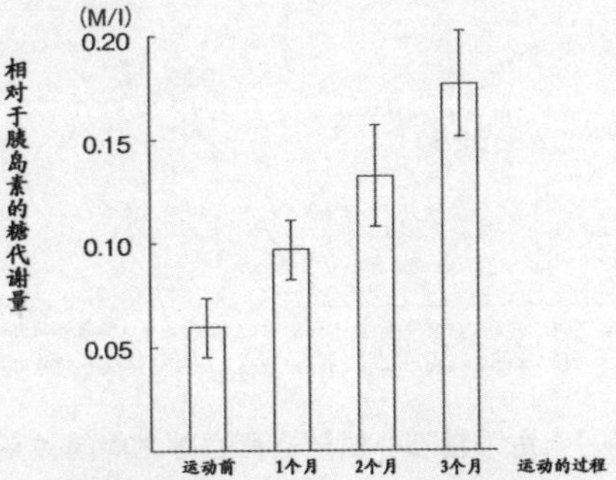

图 4-3　依靠运动可以使相对于胰岛素的糖代谢量增加

（出典：健康新闻，No.167，2007）

另外，我们可以来看一下运动量与心肌梗塞造成的死亡之间的关系，假设每周只做不足 500 千卡运动的人群死亡率是一，将其与其他运动量级别人群的死亡率作比较，结果就会发现，运动量越大的人群，死亡率越低（图 4-4）。特别是每周进行 3000 千卡~3499 千卡运动的人们，与每周仅进行不足 500 千卡运动的人们相比，其死亡率是运动量不足 500 千卡的人的一半以下。

但是，在这里，我们也能够得到一个“运动过度反而会使死亡率增加”的数据。

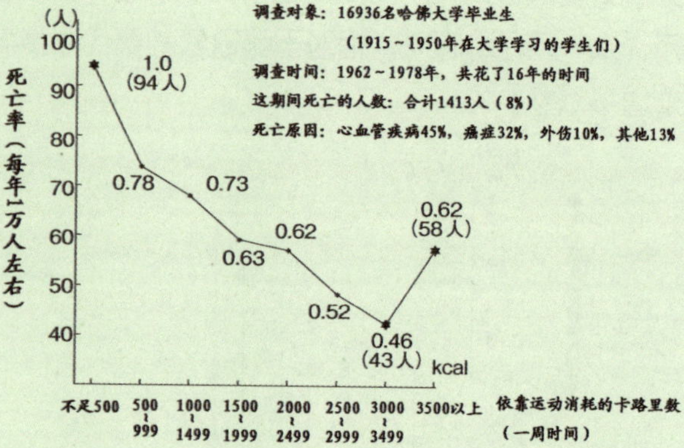

图 4-4　运动量与心肌梗塞死亡率之间的关系

（出典：健康新闻，No.167，2007）

“即使大量运动也很节省能量”

总之，我认为只要“适量运动”，胆固醇值、血糖值就会得到改善，人就肯定不会患上心肌梗塞、糖尿病。问题是日本国民“不运动”。不知道是很多人不喜欢运动，还是很多人想运动却做不到，总之，很多人都“不运动”。

2004 年度的国民健康、营养调查发现，有运动习惯的男性占 30.9%，有运动习惯的女性占 25.8%，实际上，有 2/3 的日本国民都没有运动的习惯，这就是日本的现状。

据我研究，构成我们身体的细胞与一万年前是相同的。也就是说，我们的身体细胞与绳文人是相同的。说到一万年前，您也许会认为那是非常久远的事情。但是，我们生物已经在这个地球上生活了 38 亿年了，与此相比，一万年只是“转瞬之间”的事情。在一万年这个短时间内，我们的细胞未发生变化。

我们从祖先那里继承来的遗传因子能够耐住饥饿，能够利用身体确保自己有食物可吃，并生存下来了。也就是说，我们的遗传因子是一种“即使大量运动也很节省能量”、“即使只吃一点点也能储存能量的”遗传因子。这就意味着我们在不需要活动身体的高度发达的文明社会中，无法保证自己的身体非常健康。

那么，在这个高效率的文明社会，我们要怎样做才能有一个健康的身体呢？那便是将类似于绳文时代人类的生活习惯引入这个文明社会。也就是说，我们需要进行足量的运动。

什么是“运动标准”

在这个文明社会，我们要进行多大量的运动才能使身体保持健康呢？厚生劳动省发布了一个能够解答这种疑问的方针。

厚生劳动省提出了这样一个标语，即“一是运动；二是注意饮食，严格戒烟；最后是注意药物的使用”。同年 7 月，厚生劳动省发布了《塑造健康身体的运动标准 2006》。这一标准从许多研究成果中总结出了要想降低患生活习惯病的风险，应该达到的运动量（图 4–5）。

在此之前，我们的运动方针主要是以“增强体力”为目的，但这项运动标准是经过多方讨论得出的，目的是为了总结出要想“维持健康”，应该做的最低限度的身体活动。

厚生劳动省在新的运动指标中使用了“Ex”这一单位。厚生劳动省将 Ex 作为表示“身体活动量”的单位运用起来。此外，厚

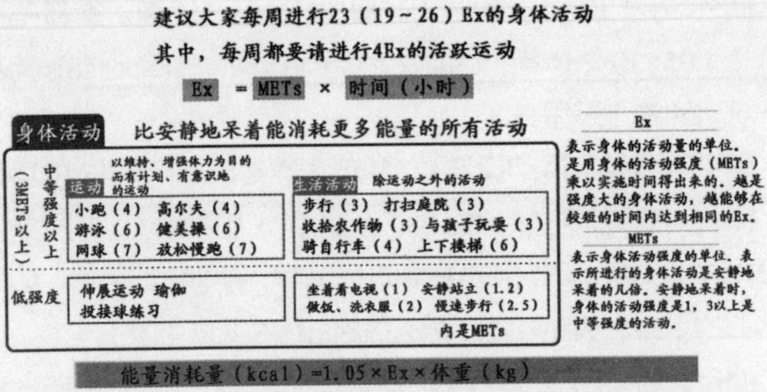

图 4–5 2006 年厚生劳动省发表的《塑造健康身体的运动标准》

《塑造健康身体的运动标准 2006》http:/www.mhlw.go.jp/shingi/2006/07/d1/s0719–3b.pdf
《塑造健康身体的运动标准 2006》http:/www.mhlw.go.jp/shingi/2006/07/d1/s0719–3c.pdf

生劳动省还采用了“METs”这一表示“身体活动强度”的单位。此单位所表示的是进行的活动相当于安静呆着时的多少倍。假设坐着看电视的状态是 1METs，那么静静地站立就是 1.2METs，缓慢步行就是 2.5METs。

而 Ex 等于 METs 乘以活动时间。也就是说，越是强度大的身体活动，越能在短时间内达到相同的 Ex。因此，Ex 表示的就是身体活动量，也就是“能量的消耗量”。如果是 3METs 的普通步行，持续一个小时正好等于 3Ex。每周 23Ex 则相当于每天进行 66 分钟的强度为 3METs 的普通步行运动，并持续 7 天。

此外，我们还可以通过 Ex 求出能量的消耗量。能量的消耗量等于 1.05×Ex× 体重，因此，我们可以认为，Ex× 体重就基本等于所消耗的卡路里数。

厚生劳动省的运动标准为“建议大家每周进行 23Ex 的身体活动。其中，每周都要进行 4Ex 的活跃运动”。也就是说，如果是强度为 4METs 的小跑运动，那么每周进行 1 个小时则正好合适。如果每次都能进行 20 分钟的小跑，那么每周进行 3 次就可以了。

而且，如果您想改善内脏脂肪综合症，减少内脏脂肪，我就推荐您每周进行 10Ex 的运动。进行强度为 4METs 的小跑的话，持续 2.5 小时就可以了，因此，只要每次坚持 30 分钟，每周进行 5 次，情况即可得到改善。

觉得这种计算很难、很讨厌的人什么也不用思考，知道该怎么做就行了。只要我们尽量腾出时间来步行，就可塑造一个健康的身体。

运动强度因人而异

但是，无论是何种运动，都是因人而异的，这一点大家不要忘记了。我已经多次说过，我们需要的是适合自己的适量运动，过度运动反而会损害健康。选择适合自己的运动强度是最重要的。

厚生劳动省的运动标准中也设计了一个范围，其原因就在这里。

我在之前已经说过，我们每周需要进行23Ex的身体活动，在厚生劳动省的运动标准中，针对这一指标设定的范围是19Ex~26Ex。我还提到每周都要进行强度为4Ex的运动，针对这一指标，厚生劳动省也设置了2Ex~10Ex这一范围。我们只要将这一标准理解为“是根据自己的现状稍作增加的标准”就可以了。

另外，从速度上来说，所有人的运动强度并不能全都达到4METs。我们需要找到适合自己的运动强度，并了解这一运动强度相当于多少METs。

在提出要推进预防医学的医院，医生积极引入了“运动健诊”的做法。在这样的医院里，医生会对每个人适合的运动强度做出判断，并根据运动标准对每个人提出一个量身定做的方案。

在这个容易缺乏运动的现代文明社会，我们要想维持健康，必须运动。但是，运动“过度”也是不可取的。因此，我们现代人需要一个智慧，一个判断自己该怎么进行“适量运动”的智慧。

对于不知道何种运动强度是适合自己的人来说，到专业医院去请教一下也是很必要的。如果您觉得那样做很麻烦，那么就先运动一下试试，然后持续进行能够让自己一直处于“心情愉快”

状态的运动。

对于我们自己来说，适量的运动这一标准是随着我们自己的身体条件而变化的，这一点也是我们应该了解的。果断地放弃仅让自己觉得痛苦而不愉快的运动也是非常重要的。

运动本应该是一件对身体有益的事情，但如今，年轻人和中老年人猝死多是在运动的时候。我们不要勉强自己，自然而然地进行运动非常重要。

运动有助于减肥

在容易缺乏运动的现代社会，我们总是有些偏胖。减肥对于生活在现代社会的我们来说，是一件最值得关心的事情，这也许是一种理所当然的趋势吧。

如今，不仅是女性，就连男性也开始关注起减肥来。肥胖是生活习惯病的诱因，因此，很多人也许都是为了预防生活习惯病才注意减肥的。而且，为了追求更曼妙的身材而努力减肥的女性也增多了。

所谓减肥，本来指的是一种饮食疗法，但是，最近，这一词被转而用作“瘦身”的意思了。因此，减肥这个词语除了有采用饮食疗法的意思，还含有运动的意思。我们不应该分别进行这两种疗法，而要同时配合使用这两种疗法。也就是说，如果把减肥比喻成自行车的话，那么这两种疗法就是构成自行车的两个轮子，缺了哪一个都不可能减肥成功。

仅用饮食疗法减肥的话，在开始减肥的一至两个月后，必定会出现体重停止下降的“适应现象”。这种适应现象是人类维持生命所必需的一种能力。

即使一个人每天采用 200 卡路里 ~600 卡路里的超低卡路里饮食疗法，也肯定会出现这种现象。人摄取的能量一旦减少，就会希望通过减少能量消耗来抑制体重的减轻。因为如果没有这种能力，体重减轻的情况就会永无止境地持续下去，这样的话，人就很容易死去。因此，要想减轻体重，就要运动。据说，要想克服适应现象，就要通过运动消耗 200 千卡 ~300 千卡的能量。如果能坚持这种运动量，因肥胖而导致产生的容易发胖的代谢异常现象便会得到纠正，通过节食进行饮食疗法就会继续见效。

直至最近，人们都认为正确的运动方法是“至少要持续运动 1 个小时，否则体内脂肪将不会作为能量被消耗掉”，而且人们一直强调每次运动的时候，时间都要长一些。但是，通过运动疗法减肥的时候，每天进行 1 次 60 分钟的运动，与每天分次进行运动，每次进行 10 分钟左右，合计时间达到 60 分钟所达到的效果几乎没有差别，而且这一理论已经得到了证实（图 4–6）。也就是说，要想减肥，首先可以坚持每天做两次 10 分钟左右的运动，养成勤于活动身体的习惯，这一点是很重要的。

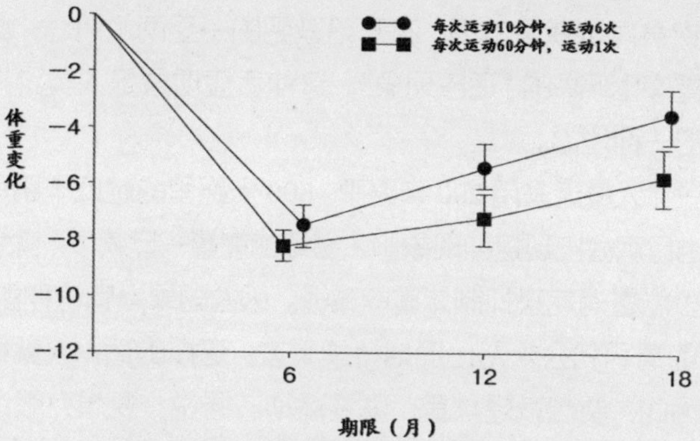

图 4–6　断断续续的运动与连续运动的减肥效果

（出典：Jakicic et a1，282：1554，1999）

适量运动还能使自己心情愉快

不要说任何理由，只要运动，就不容易患心肌梗塞、糖尿病，我在前面已经阐述过这一观点。在这里，我还想再次重复阐述这一观点。

每周只要能够有几次步行 30~40 分钟左右的做法，便能够预防生活习惯病，而且这样做肯定能增进健康，增强体力。

我在之前已经提到过，仅仅是“步行”，就可以在实际情况中起到预防疾病的作用，而且对健康有益，这一调查结果大家很早以前就已经知道了。20 世纪 50 年代，有人公布了一项工种与心脏病之间的关系的调查，这个调查非常有名。

其中一个调查将伦敦的双层巴士的司机与乘务员进行了比较。结果得出的报告是，相比几乎不活动身体的司机，一直上上下下来回走动的乘务员心脏病发病率更低。

另一个调查是将邮局内的事务人员和在外派送邮件的人员进行了比较。得出的结果是从事事务工作人员的心脏病发病率明显较高（图 4–7）。

最后，我给大家看一个“运动也有利于改善精神健康”的数据。如下实验证明了运动对缓解抑郁症、精神压力，维持、改善

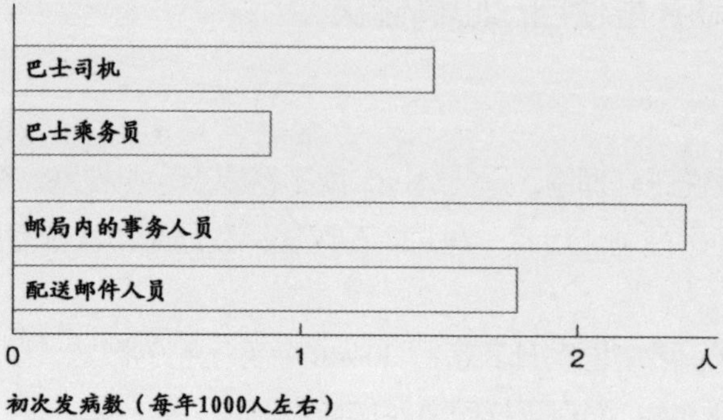

图 4–7　工种与心脏病发病率

（出典：Morris 等人，1953）

所谓的精神健康很有效。这个实验以男生为对象，让他们小跑 30 分钟，并以调查问卷的形式，对他们在小跑时和保持安静时的愉快心情和不安情绪的变化进行了调查。我们看一看结果，就会发现，与安静状态相比，小跑之后，男生们的心情明显变得更加愉快了（图 4–8）。也就是说，即使是非常简单的运动，也具有转换心情的效果。

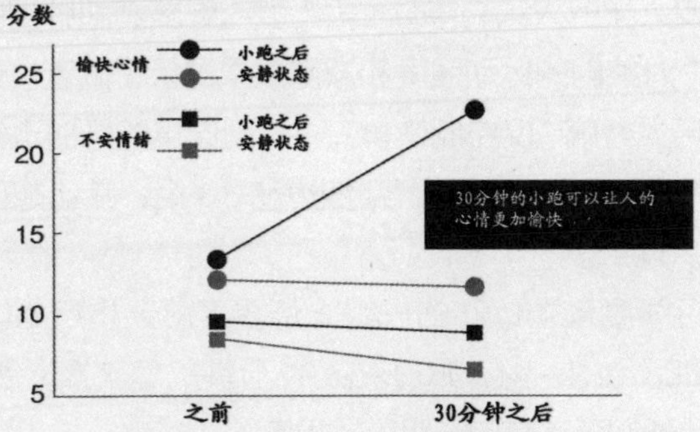

图 4–8　因运动而产生的情绪变化

实验人让实验参与人以分数的形式表示运动前后的即时"心情"
（出典：永松俊哉 体力医学研究所）

稍微剧烈的运动是坏是好

最后，我想说一件有些矛盾的事情。之前，我反复阐述了运动不能过度，我们要进行适合自己的适量运动。这是事实。但是，我想强调的是，如果是为了达到"健康减肥""减少有害胆固醇""降低血糖值"等非常明确的目标，那么进行"稍有些剧烈的运动"是比较有效的。

筑波大学的大藏伦博博士等人以内脏脂肪肥胖型的成年女性为对象，对她们的运动强度和减肥效果进行了调查。他们将这些实验参与人分成“仅控制饮食”、“控制饮食的同时进行强度较小的运动”、“控制饮食并进行剧烈运动”3组，并让她们分别按计划坚持了14周。

进行强度较弱运动的一组人选择了每天步行30分钟以上。进行剧烈运动的一组人则每次做45分钟的健美操，每周做3次。实验人让她们所消耗的卡路里是相等的。

结果，最有效果的是“进行剧烈运动”的一组人。例如，她们的腰围平均下降了11.6厘米。而进行强度较弱运动的一组人腰围下降了8.3厘米，仅控制饮食的一组人腰围只下降了7.4厘米（图4–9）。

在健康改善指标中，被称为有害胆固醇的LDL值和空腹时的血糖值下降得最多的，还是进行剧烈运动的一组人。

在体脂肪方面，仍然是进行剧烈运动的一组人下降的最多。而且，在统计学上，这一组人与进行强度较弱运动的一组人之间的差距，并没受到什么非偶然因素的影响。

如上所述，要想达到使身体恢复健康的明确目标，进行“稍有些剧烈的运动”是很有效的，但这里有几个问题需要注意。

所谓剧烈运动，是指其强度为此人心肺能力的70%~80%左

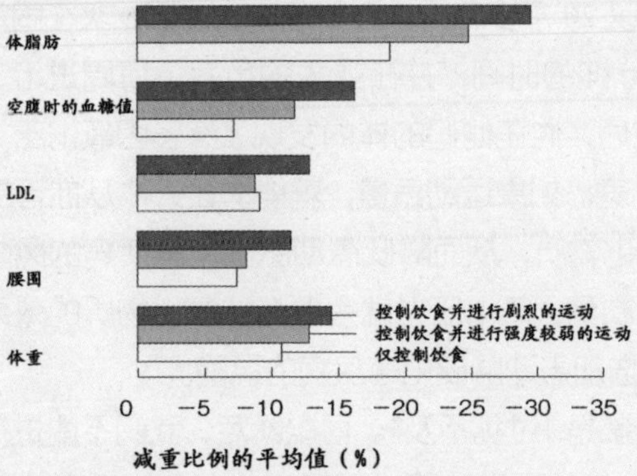

图 4-9　各种减重方法的效果差异

（摘自大藏伦博的报告）

右的运动。也就是说自己觉得“稍有些剧烈”或“比较剧烈”这个级别的运动。所谓强度较弱的运动，是指其强度在此人心肺能力的 40%~50% 左右，即自己觉得“相当轻松”或“比较轻松”这个级别的运动。

在进行这种剧烈运动的时候，有几个问题点需要注意。首先是你是否能长时间坚持让自己觉得“比较剧烈”的运动。在大多数情况下，人们都会半途而废。中途放弃，并不再运动的人实际上比比皆是。

其次，便是“活性氧”等氧化压力的问题。广岛大学的东幸仁教授等人以 20 多岁的男性为对象，让他们一次在固定式的自行车上骑 30 分钟的时间，并在强大的负荷下每周进行 5~7 次。结果，12 周之后，他在他们的体内发现了许多因氧化压力而损坏的 DNA 的断片等。如果运动适量，就能够让人体从血管的内皮组织分泌出抗氧化物质，从而降低患动脉硬化等疾病的风险。但如果运动得过于剧烈，氧化压力就会提高抗氧化物质的效果，这样一来，反而会增加患动脉硬化等疾病的风险。

任何事都是“过犹不及”。可以断定，我们不能进行自己觉得“剧烈而难过”的运动。但过于轻松的运动也没有什么效果。能够让心跳数增加到安静时的 1.5 倍左右的运动是比较好的。小跑、放松慢跑、远行等似乎都是不错的运动方式。

另外，最重要的是“坚持运动”。如果您无法做到每天小跑或放松慢跑，漫步也可以。

人们的运动强度稍低，以及运动强度过大的情况似乎很多。过于剧烈的运动不仅会使人承受氧化压力，还容易对肌肉骨骼系统、神经系统造成损害。而且，人的免疫力还会下降。

第5章

什么是长生不老和返老还童之『水』

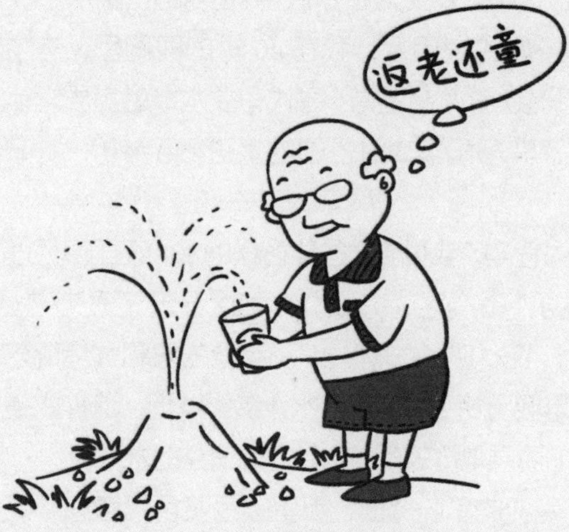

“对身体有益的水”、“腐蚀身体的水”

我的专业是寄生虫学和传染病学。我知道在热带、亚热带进行现场作业的时候，很多病原体会通过水进入我们的身体。我想，在进行这项研究的过程中，我要调查一下世界各地的饮用水。

为了调查世界各地的饮用水，我在 40 年的时间里，去了将近 70 个国家。我将这项研究命名为“寻找有益水源的世界之旅”，我在这一旅程中去了许多国家，对各国的水进行了分析，并亲自饮用了那些水。

在环游世界的过程中，我见到了各种各样的水。在印度尼西亚的山丘地区，“酸性水”让绿色浓郁的这一地区开满了绣球花。在尼泊尔的山丘地区，我发现了“碱性水”。当地的鸡和野猪喝这种水喝得非常香，于是我分析了一下这种水，结果发现，这种水是弱碱性的，是一种氧化还原电位较低的“对身体有益的水”。

我到达印度尼西亚的爪哇岛时，那里的金黄色稻穗总是延绵不绝。这一地区的水含有的矿物质成分较少，是一种非常醇厚的“软水”。这种“软水”让这里的米和农作物大丰收。而且，养育了尊敬老人、爱护孩子的“亲切农耕民族”——爪哇人。

经过分析这里的饮用水，我发现这是一种“对身体有益的水”，虽然这里的水有的时候会“腐蚀人的身体”，但从整体上来看这一区域的话，这种水绝对是一种与当地的自然“共生的水”。令人不可思议的是，地球上所有地方的水都完全是与当地的植物、动物、土壤、空气“共生”的。

“与当地情况共生的水”会让各个地区展现出符合当地情况的特有现象。山丘地区的矿物质含量较高的水是一种“长寿之水”。居住在喜马拉雅山麓尼泊尔高原的布查族和居住在南美的高原地带深处的维尔卡邦巴人们中，出现了许多超过100岁的人。

他们知道自己之所以能长寿，是因为他们所喝的“饮用水”。我经过调查发现，从海拔2000米以上的山上流下来的溪水中除了含有钙之外，还含有丰富的铁、铜、氟等矿物质。

含有丰富钙质的水是长寿之水

我走访了将近70个国家，对饮用水进行调查，结果在其中发现了“长寿之水”。它就是喜马拉雅山麓的尼泊尔高原和南美高原地带上的人们使用的水。位于法国南部比利牛斯山脉山麓的劳狄斯小镇的泉水也是这种水。据说，为了得到这种水，每年会有来自全世界的300万人纷至沓来。

劳狄斯小镇的泉水是从石灰岩层涌出来的。我经过调查发现，这是一种含钙量很高，酸碱程度呈碱性的氧化还原电位较低的水。

于是我将“含钙量高，呈碱性，而且氧化还原电位较低的水”定义为了“长寿之水”。

我们通常称钙、镁含量高的水为“硬水”。实际上，与饮用软水的人相比，饮用硬水的人们中长寿的人更多，这在世界各地已经得到了证实。

饮用水的水质与寿命之间的关系，是由小林纯冈山大学的名誉教授于20年前指出的。英国医学协会女医生玛格丽特·克劳福德等人由此得到启发，对英国的64个村镇进行了调查。结果证实了在其他条件基本相同的情况下，仅仅靠喝硬水，人们因中风、心脏病而死亡的概率就降低了。

最近，一个更大规模的调查在英国展开了，即在英国的234个城市中，调查饮用水的硬度与因心脏血管障碍而死亡的人数之间的关系（图5-1）。

图中的纵轴是每10万35~74岁的人的死亡人数，横轴是这个城市的饮用水硬度（1升水中的碳酸钙含量）。我认为根据图中所示，我们可以知道，在水硬度较高的城市，因心脏血管障碍而死亡的人

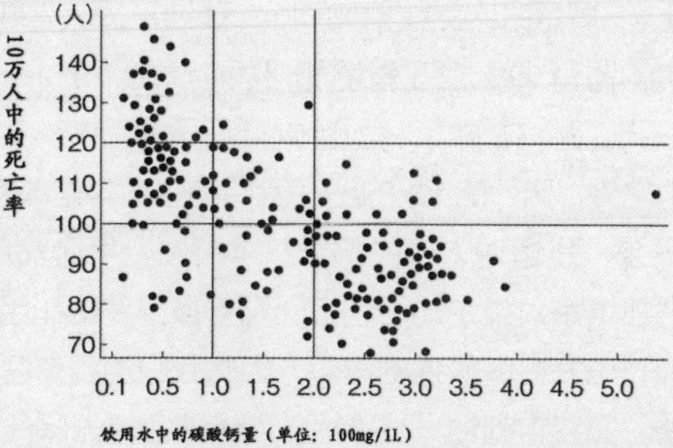

图 5–1　因心血管障碍而死亡的人数与饮用水硬度的关系

（来自于英国的调查）

数明显较少。当然，在脑血管障碍方面，我们也可以这么说。

也就是说，喜马拉雅山麓的布查族和南美的维尔卡邦巴人每天都在喝“硬度很高的水”，因此他们既不容易患心肌梗塞，也不容易患中风，这就是他们长寿的原因。

为什么人一旦喝硬水就能长寿

为什么人一旦喝硬水，就不容易患中风、心肌梗塞呢？

所谓硬水，就是钙、镁含量高的水。这其中，尤其重要的是钙。

人体内的钙有 99% 含在骨骼和牙齿中，剩下的 1% 的钙，有 99.9% 存在于血液、体液中，有 0.1% 存在于细胞中。实际上，除骨骼、牙齿之外，另外的 1% 的钙在我们的生活中是非常重要的。钙变成为钙泵，是运输人体内的营养素和废物所必需的。其中，血液中的钙在维系人类生命活动方面起着最重要的作用，即使只减少一点点，也会造成很大的影响，因此我们的身体会严格管理这部分钙量。血液中的钙一旦不足，人体就会优先保证血液中的钙充足。而担负着这一职责的正是副甲状腺激素。

副甲状腺一旦释放出激素，构成人体的骨骼、牙齿就会将钙熔析到血液中。也就是说，副甲状腺激素的释放，是补充钙的 SOS 信号。

SOS 信号一旦发出，骨骼、牙齿中所含的钙就会连续熔析出来。这样一来，确实能够补充不足的钙，但是这一过程经常不太顺利。在很多情况下，即使血液中的钙量已经足够了，SOS 信号也不会停止，这样，就会有远远超出血液中所需量的钙熔析出来。

也就是说，“血液中的钙一旦不足，就会有大量超出血液所需的钙熔析出来”。这就是“钙反常论”。

大量熔析到血液中的钙会附着到血管壁上，造成血管壁失去弹性，因而引起动脉硬化。最终导致人容易患上心肌梗塞或中风（图 5-2）。

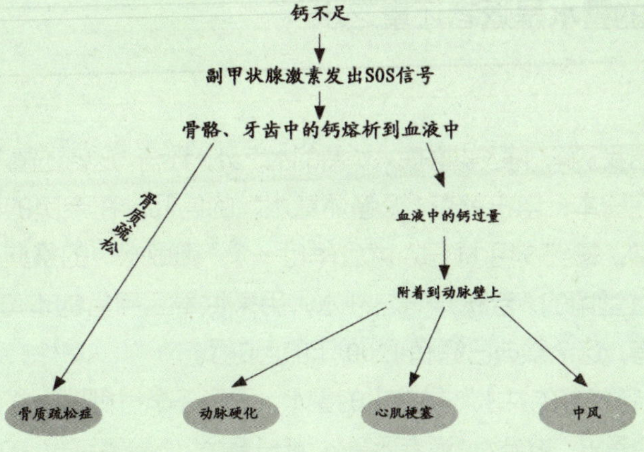

图 5-2 钙能够抑制心肌梗塞及中风的原因

如果不断饮用含大量钙的饮用水，就能够保证血液中的钙量适量。因此，副甲状腺就不再需要释放激素作为 SOS 信号了。过剩的钙也就不会附着到血管壁上，从而起到防止动脉硬化的作用。这样一来，由此而引发心肌梗塞、中风的危险性也降低了，人也就能够长寿了。

此外，钙还具有活化肠道的蠕动运动，以防止便秘，强化皮肤、黏膜，以预防皮肤炎、荨麻疹的作用。而且，它还能够直接对副交感神经发挥作用，从而促进其镇静等，可以说钙能够发挥很多对人体有益的作用。

融化的雪水是返老还童之水

据我了解，除了能够使人长寿的水之外，还有“返老还童之水”。

在日本，自古就有“返老还童水”的信仰。在奈良的东大寺二月堂，每到3月13日，就会举行一个“御取水”的祭典，即取二月堂堂前的“若狭井”之井水，用来供奉二月堂的本尊——11面观音，这个祭典已经有1200年的历史了。

“若狭井的井水”是融化的雪水，只能在举行御取水祭典的时候才会涌出，被誉为“返老还童”“延长寿命”“治疗疾病”的圣水。

此外，自古以来，日本就有一个在初春举行的名为“若水”的风俗。所谓“若水”，就是在立春当日的清晨，主水司向天皇奉上的水，到了后世，“若水”便是指元旦当天汲取使用的水。

“为了你，我取来御手洗河的水，以返老还童与你结成千年之好。”（源俊赖，1187年）

若水被视为神圣之水，曾被称为“初稻水”“福水”“宝水”“黄金水”等。在民间，主妇有用若水进行“水抚”的习惯。据说用中指将若水涂在额头上3次，具有“返老还童”的效果。

而且，在日本各地，还留下了有关返老还童之水的传说。传说是这样的，一个老爷爷上山，由于口渴，所以喝了早春融化的雪水，老爷爷觉得自己年轻了许多，于是将这件事告诉了老奶奶。然而贪婪的老奶奶一直持续饮用这种水，最终变成了婴儿。

如上所述，日本自古就对返老还童之水有着信仰，我觉得这是有一定事实依据的。

大家都知道，融化的雪水是真的有让人返老还童的功能的。

在北极，人们初次确认了融化的雪水，或是融化的冰水能够使生物活化这一事实。因为人们在冰融化而成的海水中，发现了浮游生物异常繁殖的情况。

前苏联的报告指出，融化的雪水能够使植物的种子提早发芽，或是使雏鸟提前发育。日本人进行的实验也得到了相同的结果。融化的雪水拥有增强生物活性的能力，这一点是确认无误的。

日本自古就有一个“少雪则有旱情”的谚语。这句话也可以理解为如果雪少，珍贵的水资源便会枯竭，但我并不这么认为。

我们是不是可以这样理解，融化的雪水拥有一种不可思议的力量，如果雪多，庄稼就会大丰收，小树的生长就会加速，鸟就会产卵，甚至连奶牛也会产出更多的奶。如果雪少，就不会出现这些情况，人类就会很窘困。

秋田之所以美女多，也许就是因为她们饮用融化的雪水吧。新泄的水稻“越光”之所以美味，也许正是因为融化的雪水会流入田地里吧。

融化的雪水为何具有生理活性

但是，据说，融化的雪水的活性，在溶解后的5日左右之内就会消失。为什么会出现这种现象呢?

用化学符号来表示水的话，便是H_2O。但是，用H_2O来计算的话，水应该不是一种在100℃的情况下会蒸发的物质。也不应该出现在零度的情况下会结成冰的现象。液体水其实不是单纯的H_2O分子的集合体，我们可以认为，水分子之间是以（H_2O）n形式的聚合体形成的。但是，在科学如此发达的今天，我们仍然尚未完全了解水的构造。因为水是以10~12的极快速度不断变化的。

据韩国科学技术院的金武植博士研究，常温下的水中主要存在的是由于氢元素的结合而5个聚集在一起的水分子，即“五员体”和“五员环”，以及6个聚集在一起的“六员环”。

其中，在常温下，水分子五个五个聚集起来的“五员环”构造最稳定，但温度一旦下降，由六个六个聚集起来的“六员环”构造的比例就会增加。而且，据有关报告称，这种“六员环”构造的水生理活性较高(图5-3)。

也就是说，“六员环”构造的水较多，因此，“水的生理活性较高”，但一旦过了5天，“五员环”构造的水就会增多，因此，

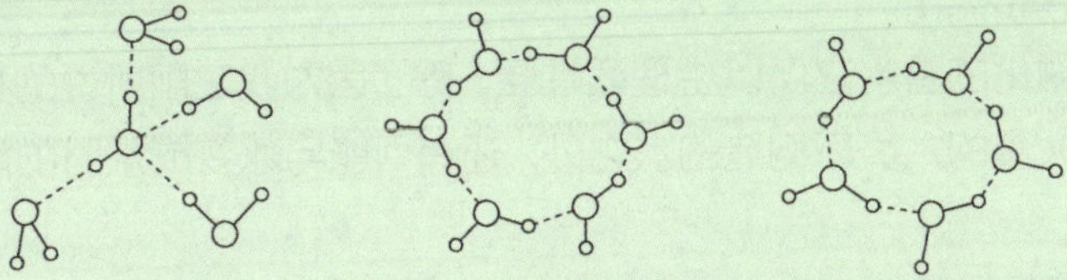

图 5-3 水的聚合体

常温下的水有两种，一种是因氢元素的结合而使五个水分子聚集起来的水，一种是因同种原因而使六个水分子聚集起来的水。

水的生理活性就会消失。

但是，仅以此来解释雪水的活性似乎并不充分。

我在前面已经说过，我们现在尚不十分了解水的构造，但我们了解冰的构造。冰的结晶均是由一个 H_2O 分子被其他 4 个 H_2O 分子从 4 个正面包围的结构构成的。也就是说，构成冰的 H_2O 的配位数是 4 个。

但是，如果想将与冰相同大小的球填充到最致密之程度的话，就需要排列 12 个 H_2O 分子。因此，我们可以说冰的结晶是一种空隙非常多的构造。另外，水的 H_2O 分子的配位数是 4.4 个。

冰一旦融化成水，其密度就会增加，冰的分子间距离是 0.276 毫米，但融化成水后，其 H_2O 分子间距离反而会增加到

0.292 毫米。

融化的雪水之所以生理活性强，除了因为我之前所说的其中含有大量的六员环构造的水之外，还有可能与冰变成水时的能量有关。

冰变成水的时候，H_2O 分子的排列会发生变化，分子间的距离也会发生变化，也许正因如此，其间释放出的能量才能够活化生物。

水是有生命的

水是由氧元素和氢元素构成的单纯化合物，我发现，我们越是研究它的构造和特异性，就越觉得它是一种不可思议的物质。

固体状态的冰比液体状态的水轻，除了水以外，我们还未发现其他物质有这种现象。水能够融化物质，这是别的物质所无法比拟的一个优点。而且，水是一种很难加热、冷却、蒸发的物质，这也是它的一个特征。

我在之前已经阐述过，水并不单纯是以 H_2O 这种结构存在的。水的分子量是18，从这一数值我们可以估算，冰的熔点应该是-100℃，但实际上，众所周知，冰的熔点是0℃。水的沸点也是如此，从分子量来估算的话，水的沸点应该是-80℃，但实际上，水的沸点是100℃。

在常温下，水中的水分子会因氢元素的结合而呈现五个或六个聚集起来的构造，这一点我在之前也已经阐述过了。但是，实际上水还以四至五个“群体”的构造存在。水分内的20~30个分子群会在瞬时间移动，并进行重组（图5-4）。

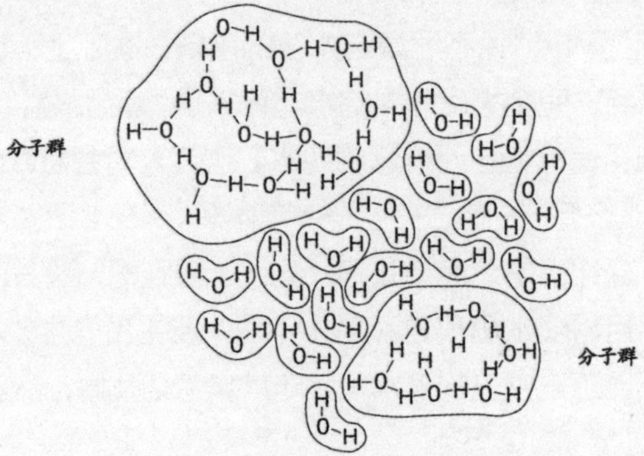

图5-4　水分分子解

水的水分子会因20~30个分子群的瞬间移动而重组。

现在，我们可以用核磁共振（NMR）来测量其分子群的大小了。NMR 装置能够测量出水分子的运动速度。如果用频率单位赫兹来表示的话，其数值越小，分子运动的速度就越快，其分子群的大小就越小。

我们用 NMR 装置测量了水分子群的情况，结果发现，即使是同样的水，在降低温度的时候，其分子群也会变大，在煮沸或通过净水器的时候，其分子群也会变小，而且即使仅仅是摇摇它，其分子群也会发生变化。

也就是说，"水是有生命的"。

我之前提到了"返老还童之水"的事情，实际上，世界上还有一种有着与之完全相反效果的水。它就是"蒸馏水"。"蒸馏水"是一种除去了有机物和无机物的纯水。也许人们会想，纯水不是对人体有益吗？但这一想法完全是一个误解。

当然，这种水是无色无味的，但它非常难喝，喝一口甚至令人作呕，而且将淡水鱼放进蒸馏水中时，发生了一件令人震惊的事情。活泼地游来游去的淡水鱼会非常痛苦地乱闹，然后在转瞬间便死去了。

这种水中没有一点融化在里面的溶存氧，因此，鱼在这种水中几乎都会立即死亡。这个结果正印证了那句谚语"水至清则无鱼"。当然，对于人体来说，蒸馏水也不是一种有益的水。据说，人在绝食状态下喝 1.8 升的蒸馏水，就会导致死亡。

另外，有一种与蒸馏水相近的水，它就是“冷开水”。过去，母亲们都有一个常识，那就是饮用水中含有细菌，所以要给婴儿喝“冷开水”。但是，对于婴儿来说，冷开水是无益的。

在沸腾的水中，溶存氧很少，人体里所需的矿物质也会变少。如果水中混入了硝酸盐等有害物质，煮沸之后，此有害物质就有可能被浓缩。

在欧美诸国，“加热杀菌的水不叫矿泉水”。因为他们对于生水的返老还童作用很期待，而且另一方面，他们很恐惧水煮沸后会接近于“死水”。

过于卫生的水会降低人的免疫力

我之前说过，“水是有生命的”。根据至今为止的研究，我们了解到，融化的雪水是生物活性最强的水。其实“生水”也含有很强的生物活性。但是，如果将其煮沸，其生物活性就会消失殆尽。

用氯气给水杀菌，水的生物活性也会消失。水的生物活性越是消失得多，越会变成一种“对身体有害的水”。一旦用氯气给水灭菌，“水的氧化还原电位就会提高”，也就会对我们的身体造成危害。

所谓氧化，是一个释放能量的过程。所谓还原，是一个储存的过程。因此，所谓氧化还原电位高的水，就是“容易释放能量的水”。这种水会使皮肤粗糙，接触了这种水的食品也会很快腐烂。

甚至有报告称，这种水一旦进入人体内，就会使人体内的酶和抗氧化物质的作用降低，从而导致人体内产生更多的致癌活性氧。

我们迎来了老龄化社会，在这个社会里，我们希望“永远年轻、永远健康地生活下去”，这已经成了生活在世界各地的现代人的共同愿望。如今，“抗衰老研究”在世界各地都很盛行，但大家的研究得出的答案都是一致的，那就是“现代文明导致人类衰老”。

构成我们的身体的细胞与一万年前完全相同。但是，我们饮用的水却发生了很大的变化。一万年前，人类饮用的是从泉水中涌出的水和溪谷里流淌的水。但是现在，由于对水中的细菌类的恐惧心理，所有自来水中都放入了杀菌剂氯，我们开始饮用这样的水。

地球上的生物自古就是互相帮助、相依共存的，这样才确保不患上致命性的疾病。人体内的被称为肠内细菌丛的有益肠内细菌，是与人类共存的。但是，现在的“文明社会”创造出了一种卫生的水。这种卫生的水，会攻击那些有益的肠内细菌，破坏肠内环境。从卫生角度，人确实是得到了保障，但水却失去了活性，肠内环境遭到了破坏，从而导致人类的免疫力低下。

抓住抗衰老的关键所在——“水”

我们一天大约需要摄取 2.5 升的水分。

我们身体的 2/3 是由水构成的。例如，拿一个体重为 70 公斤的人来说，通常情况下，其体内会保有 40 公斤的水，而且，每天还会存入 2.5 升的水。

抗衰老的一个重要指标是“肌肤的衰老”。也就是细胞中的水分流失的状态。随着年龄的增长，人身体内的水分会流失掉。婴儿体内的水分约占 80%，但老年人体内的水分却约为 65%。

我们身体中的水，有 55% 是停留在细胞内的。剩下的 45% 则存在于填充细胞间隙的细胞间物质内。人一旦衰老，此细胞间物质中含有的水分就会流失。水分一旦减少，人的肌肤就会失去光泽。

在这方面，摄取“对身体有益的水”也是非常重要的。

最近，我和日本多宁的森泽绅胜社长进行了一次题为“水才是健康的源泉”的谈话。我们的细胞与一万年前完全相同，但是，我们的饮用水却发生了很大的变化，这一点我在之前已经阐述过了。一万年前，我们饮用的是“自然的生水”。这种生水赋予我们的细胞以“生存能力”。

但是，在文明社会，我们无法再获得“自然之水”了。文明越是进步，世界上的水污染情况越是严重。文明让本来很有活性的水失去了活性。森泽社长有一种信念，那就是要用现代科学的力量，将水变成原来的“被活化的水”。森泽社长开发的“电解还原水”是文明化社会带来的一种去除了“活性氧”且具有“抗氧化性”的水，这一点已经得到了证实。

为了抵抗衰老，我们首先要重视的就是“水”。

我们人类是一种认为“文明和文化是好东西”的生物。今后，我们人类也许会进一步追求“更加清洁”、“更加高效的社会”吧。但是，本能够帮我们抵抗衰老的“水”却越来越失去了活性，让我们的生存能力越来越低。正如森泽社长所说，也许我们需要靠我们自身的能力来制造出适合人类社会文明程度的新式水。

第6章

如何才能『恋爱到老』

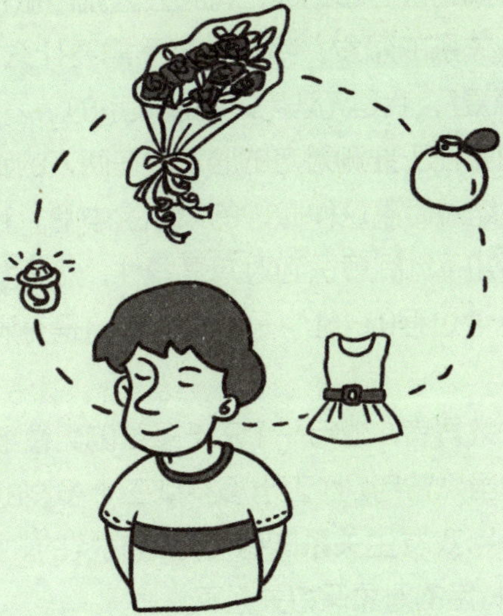

在“恋爱”方面不输给青年人

有的前辈虽然已经年过80，但还有一个很年轻的恋人。如此说来，我也有女朋友。我们会一起吃饭，有时会去城市旅馆。我不喜欢那种只有“性”关系的恋爱，我也从来不需要什么“性伙伴”。如果不跟对方“恋爱”，我是无法与之有性关系的。

恋爱的乐趣，恐怕就在于推测对方的心思、在两人的距离之间踱来踱去、然后慢慢缩短距离这种微妙的策略之中吧。我是那种开始是朋友关系，不知不觉间意识到对方是异性，然后发展成爱情的类型。经历过这个过程的“性”是很愉快的，是充满了幸福感的。

我的女朋友是一个离异者，她与一个三十多岁的男性结束了婚姻关系。那之后，她虽然曾与几个二十多岁或三十多岁的男性发生过关系，但她说，与我发生关系的感觉是最充实的。她说，她已经不会再与多个不特定的对象保持关系了。

她甚至还有过这样的经历，深夜，手机短信的铃声轻轻地响了，手机屏幕的画面上浮现出的只有一句话：

“我一直很喜欢你，请与我交往吧。”

这是之前从来没有接触的人突然发来的告白短信，发短信的人是她一年前在故乡札幌的同年级学生交流会上认识的一位30岁的男性。她曾与他交流工作上的信息，或是聊高中时代的回忆，她确实对他有好感。但“男人”没有意识到，她是这样跟我说的。

当然，突然收到这样的短信，她的心有些动摇。她很难揣测对方的真意，经过再三考虑，她终于回复了短信，“我一直认为我们是朋友……”她说了很多有深意的话。结果，还不到一分钟，对方便回复了短信。这次也是只有一句话：

“实在对不起，就当这件事没发生过吧。”

那之后，他们就再没有联系过。他的短信只是搅乱了她的心，她很生气，而且再也不想去回忆这件事情了。

在30岁的男人中，对横在男女之间的热情没有兴趣的“低温男人”似乎越来越多了。

过去，我们中老年男性很难与女性交往，如今，他们让那样的时代又一次来到了。有的人即使与异性交往上了，也常常严重受伤。但我认为，我们应该一边积累受伤的痛苦经验，一边自行发觉疗伤的方法，然后再次向恋爱挑战。

可悲的是，如今的30岁男性似乎在经历恋爱之前，就开始害怕受伤害了。从理论上来说，他们羞于表露自己的感情，对恋爱非常冷静。

在肉体关系上也是如此。他们对自己在性上得到的评价很敏感，对性有一种恐惧心理。而且，虽然表面上装作是在交往，但没有碰女朋友一个手指头的男性却越来越多。

对恋爱没有热情的“低温男人”越来越多，但另一方面，30多岁的女性反而很渴望爱情。不恋爱，她们就会很不安，因此，她们患上了会一个接一个地寻找男人的“恋爱依赖症”。女性们感到孤独，就像没有地图的迷路者一样，于是她们会徘徊在一个又一个男性之间。

一方面是没有性欲的“低温男人”增多，另一方面是与多个不特定的人保持关系的女性们增多。如今的30多岁的男女们身上，发生了各种各样的异常现象，例如，“恋爱厌恶症和恋爱依赖症”、“性冷淡”问题，我认为家庭里出现的“虐待儿童”等现象与这些问题不无关系。

恋爱依赖女与低温男之间的关系

我在大学里曾问姐姐型的女生说“你有什么爱好”，结果她的回答是“与多个男人交往”。我非常吃惊，于是又确认了一次说“你是说弹古筝吧”[①]，结果得到的答案还是“男人”。她即使与男性交往，也会很快分手。我问她为什么，她回答说是“因为聊得不投机”。

这样回答的不止这一个女生。之后，我又采访了许多学生，多次听到了“因为聊得不投机”这句话，不论男女。

为什么会聊得不投机呢？

年轻的人们做出的回答是“无法像电视剧里那样，很有技巧地与对方聊天”、“不会像那些女演员那样酝酿气氛”等等。

青春期的男女本应该一边笨手笨脚地相处，不知道应该聊些什么话题，一边互相理解，加深交往，但他们却误认为那是“聊得不投机”。

年轻人们会为了确认爱情，而发生性关系。而且，他们会嘴里说着因为聊得不投机，而一个又一个地更换交往对象。人们都说“欺侮”的根源在于“人际关系的淡薄”。与此相同，我认为年轻人们之所以说着“聊得不投机”而更换交往对象，也应该与人际关系的淡薄有关系。孩子有自己的房间，手机也普及开来，于是他们的“个人世界”更宽广了，与此同时，他们也变得不会很好地处理人际关系了。

虽说如此，但有一种年轻人还是很多，那就是不恋爱就会不

① 译注：在日语里，“男人”与“古筝”的读音比较相近，作者以为自己听错了，所以又确认了一次。

安，于是便一个接一个地寻找对象，最终因“恋爱依赖症”而非常苦恼的年轻人，这是事实。有人指出，这是因为这些人处于一种“家人机能性不全”的家庭中。

现在的30多岁的女性，都是在20世纪70年代度过孩童时代的人们。那个时候，由于社会上的小家庭化和少子化，家里的人数很少。父亲一味工作，不顾家庭，母亲则像填补寂寞一样抚养孩子。母子关系非常密切，于是母亲把所有的希望都寄托到了孩子身上。

于是，被亲人的狭隘价值观束缚的孩子就会认为，“自己如果不是一个好孩子，就不会被爱”。

如此一来，孩子便不会反叛父母，创造一个“我想这样”的想象的过程，也就是所谓的“自我理想”的成长过程。但是，“好孩子”却失去了冲突的对象。我想，这样的孩子不久就会成为一个“失去精神依靠”的年轻人吧。

与我曾是同年级同学的医生开了一家心理诊所，他曾说“有恋爱依赖的人立刻就会嗅出同类异性的存在”。这与容貌、收入无关，这类人会被同类人酝酿出的氛围、感觉吸引，胜负也会很快分出。

在邂逅的当天，两个人就会发生性关系，很多时候，两人会立刻发展到同居、结婚的地步。这是因为他们非常发憷花时间反复约会、互相表示爱意。结果，甜蜜的日子不会长久，两人很快会陷入支配权争夺战之中。女的会管得很多，男的则会被束缚住。于是，两人开始陷入想要支配对方的行为中，双方关系也很快会进入男女之间的力量游戏。

性冷淡的日本女人和性狂热的意大利男人

“碰上一个让人操劳的新娘，她要住院了”。我的学生在席间说他得了结婚疲劳症。也就是说，新娘住院无法出席活动了。我悄悄问了问操劳的原因，结果得到的答案是在前几日的结婚典礼之后，他无法与新娘发生性关系，非常苦恼。他说他以后也许不会与新娘发生性关系了。

低温男与恋爱依赖女结婚，就会出现这种情况。于是，日本的孩子无法增多。

截至2007年12月1日，日本的不满15岁的孩子有17 278 000人，结果发现，这一数字比上一年度减少了132 000人。这个数字连续26年减少，去年，这个数字在总人口中所占的比例达到历史最低点，仅占13.5%，1975年以后，这个数字一直在减少。

即使与国外许多国家相比，日本和孩子所占人口比例仅为

14.2% 的意大利等国家也属于世界上孩子人口所占比例最低的。虽然意大利和日本同处于孩子人口所占比例最低的国家，但两国情况却明显不同。日本人是没有性生活，而意大利人是性欲过于旺盛。

安全套生产厂家 SSL 国际公司曾进行了一个名为"全球性生活幸福程度调查"的活动。在世界各国进行过有关性生活的调查之后，人们发现，日本人在 2007 年度世界各国年平均性生活次数为 48 次，属世界最低水平。排在世界第一位的是希腊，为 164 次，日本则比它的 1/3 还少。根据 2008 年发表的数据，回答一周会有一次以上性生活的人所占比例的排名中，希腊居第 1 位，意大利则是第 5 位。日本则居第 26 位，是此次调查中排名最靠后的国家。

意大利人"喜欢恋爱"在全世界都是闻名的。他们的主要话题是男女关系，所有意大利人都会赤裸裸地谈论性爱。

如果将罗马时代最畅销的那本书译成日语的话，似乎应该是《爱的艺术、爱的技巧》，这本书提出了"对性愉悦的追求不单纯是肉体上的技术，人应该将男女所有的能力、知性、教养动员起来，努力进行全方位的生活"的建议。所以，即使说意大利人"喜欢恋爱"的 DNA 自远古罗马帝国时代就已继承下来也不为过。

这种意大利男人一旦遇到患有恋爱依赖症的日本女人，就会把这种日本女人"带回家"。我朋友的女儿就被一个与她的父亲同龄的六十多岁的高大意大利歌手"带回家"了。他们在日本认识仅两周后，就迅速举行了一个简单的婚礼，被带回意大利了，但是在一周的时间里，她就变得精神过敏，终于像逃离一样回到了日本。她是一个三十多岁的女子，那是她的第一段婚姻。

这个意大利歌手不仅在意大利本国与很多女人来往，还在世界各地有许多性伙伴。

少子化是因为性冷淡

在我的大学学生中，曾有一个男生说“我觉得性很肮脏，所以我做不到”。

上性教育课的小学生也曾这样说过：“哎呀，虽然我从来不了解性是什么，但我一听就觉得无法接受。多脏啊。把尿尿的地方互相贴在一起这种事，我是绝对无法接受的。”

仔细想一想，性也许确实很脏。但是，我们一直无视这一点。我想，日本年轻人之所以性冷淡，其原因之一就是“过于爱干净”吧。

日本的出生率日趋低下。如果用女性一生时间里所生孩子的平均人数来表示此出生率的话，那么日本的出生率就低到了1.32的程度。据人口统计学家说，要想让日本的人口不减少，必须保证日本的出生率为 2.1。

据说，日本的出生率低下的原因很多，如日本女性开始工作，不想结婚和即使结婚也不想要孩子的年轻人增多等等，但是有人分析说，这里的最大原因是“性冷淡”。这个人便是日本家族计划协会（JFPA）的北村邦夫常务理事。

根据 JFPA 以日本 16~49 岁的男女共 936 人为对象所进行的调查，31% 的日本人做出了“虽然没有什么特定的原因，但有时一个多月也不会有性生活”的回答。

据调查发现，30 岁、40 岁日本夫妇的性冷淡比例均为 47%，50 岁日本夫妇的性冷淡比例为 50%，60 岁日本夫妇的性冷淡比例为 51%，各年龄段之间没有差异。即使是年轻的夫妇，也有近半数的人性冷淡，因此，日本变得很难有孩子出生。

正如我刚才所述，日本人的性生活次数在世界上是最少的。而北村先生认为日本出生率低的原因在于性冷淡的观点确实很有说服力，会让人觉得原来如此啊。

但是，日本人为什么会如此性冷淡呢，其实弄清这个问题是非常重要的。

我认为这与“日本人超级爱清洁”有关系。

除了认为“性很肮脏”，“无法做到”的年轻人增多之外，因为“超级爱清洁”而没有性生活也无所谓的年轻人也开始逐渐增多。

“喜欢清洁”的年轻人会拼命地清洗自己的身体。即使衬衫只脏了一点点，也会立刻用强力洗剂清洗。这样一来，就会释放出双酚 A 等化学物质。

为了让商品“看起来很干净”，商品会使用包装。但一旦对这些包装进行焚烧处理，就会释放出二氧艺。这种二氧艺和多酚 A 之类的物质在身体内会搅乱内分泌系统，因此，成为环境激素。

据我了解，这些环境激素会对女性激素产生影响。

“野生的鳄鱼正在雌性化”。1990 年初，美国佛罗里达大学的吉尔特博士等人发表的这一报告对世界造成了冲击。他发现八成的雄性鳄鱼都出现了生殖器短小化的异常现象。其血液中的男性荷尔蒙——雄性激素的量只有正常值的 1/3。有人指出这是由环境激素造成的。

据有关报告称，英国也发现了雌雄同体的鱼，而且环境激素与人类精子数减少有关的研究成果也陆续出来了。

1998 年，日本不孕学会发表了一个重大数据。大阪大学的森本义晴先生对 60 名平均年龄为 21 岁，且自称是“健康男性”的人进行了精子检查，结果得出了其中仅有两人正常的报告。

日本夫妇对于不孕非常苦恼。10 对夫妇中，有 1 对会苦恼于不孕，而有一半以上的责任在于男性。

从前人类是一种“重男轻女”的动物，但是如今，日本的男性越来越想成为女性。进一步说来，即使男性真的能够成为女性，也会处于一种很难生育的环境中。

日本年轻人的性冷淡不仅源于过大的工作压力，肯定还与“超级爱清洁”有关，这一点应该是毋庸置疑的。

什么原因导致了恋爱的夭折

从结论来说，我们的恋爱之所以无法持续下去，或是陷入性冷淡，应该是受到了“好事情”这一“文明和文化”的影响。

实际上从肉体上来说，“男人”与“女人”有着很明显的区别，但随着文明的进步，不论男女，都是“平等的人类”这一想法已经深入人心了。而且，随着时代的发展，“女性的价值观”开始受到赞扬。与其用力量，不如用温柔；与其用权威，不如用对话；与其用命令，不如用理解来处理事情。在发达国家，如今女性的价值观已经成了一种标准。当然，这绝对是一件非常好的事情。就连男性也解放了自己的“女性性征”。例如，我应该可以说男人们为了实现成为一个“普通女人”的伟大计划，会竭尽全力。有的人对于这种奇怪而“不健康”的心理表示吃惊。男人们变得不得不抛开自古以来的男性本能。因为女性绝不再是男人的“性对象”，而是成了“一个理想”。

电视上的同性恋男演员非常活跃，而骨瘦如柴的模特则成了“理想的女性”，男女的差异开始大幅缩小。这种“男性性征的丧失”正是导致恋爱无法持续下去，以及性冷淡的第一原因吧。

不仅如此，事态得到了进一步发展，出现了关于“性骚扰”的法律。而且，最近，这一法律不再仅仅是上下关系，而是在水平方向上也适用开来。2002年9月制定的EU指南上，将“通过态度、语言、语言之外的手段等做出有性含义的举动，且其举动具有伤害某人尊严的意图，或是效果的话，特别是威胁某人，让某人感到有敌意、贬低或侮辱，或是带有攻击性的情况”定义为性骚扰。

我们在大学的研究室里不可以再贴裸体照片。研究室里的猥琐笑话也被禁止了。当然，性方面的暗示、诱惑、欲望也是被禁止的。这样一来，男人感到有性欲的权利、诱惑的权利，以及耍流氓的权利也不再被允许了。能够允许的只有“爱”的权利。但是，丧失了男性性征、女性性征的人之间的“爱”，是绝对无法持续下去的，这一点大家都很清楚。

卢梭曾在《人类不平等起源论》中说道：“让我们从精神层面和肉体层面明确区分爱这种感情吧。如果有人说自己的爱仅是精神层面的爱，那么他是虚伪的。这种爱是为了将女性立于有优势的地位，并确立这种地位而产生的。”的确，这种爱会变成一种无法持久且无性的爱。

过去，性爱就是天堂

男女平等主义诞生之后，带来了很多结果。“性革命和解放”的时代到来了。但是，在这个时代，性生活之后留下的只有对自由与快乐的空虚感。这种空虚感超越时代，一直继承到了现在。

在周刊杂志上，经常会出现“那个时候女性得到的快感和质量都是男性的数倍”、“女性的高潮不需要生殖器的插入”、“全世界的女性都假装高潮”之类的写法，就好像“高潮是女性的权利，男性的义务”一样。

“爱”、“性”本来是为了留下子孙而有的行为。过去，性爱是一种非常令人愉悦的行为。

但是，文明社会首先从生殖分离出了性交。接着，又从性交分离出了性高潮，进而从性高潮分离出了快乐中枢、脑内麻药。不过，如果问性爱是否变得更令人愉悦了，答案却是否定的。性爱最后留下的只有空虚感，这正是出现性冷淡、少子化的原因。

爷爷辈的男性们虽然很幸运，但他们的年轻时代是在“男人很难得到女人的时期”度过的。这是因为那个时候，日本严格实施了“防止卖春法”。

“防止卖春法”是由神近市子、市川房枝等女性新领导制定的，这一法令在1958年开始实施，由于这项法令，日本全国的所有“性交易”店铺都消失了。这一法律并未像现在的法律那样“半途而废”，总之实施得非常彻底。全国各地的“红灯区”都完全消失了，男性想与女性发生性关系，变成了一件非常难的事情。

但是，这一男女平等主义孕育出来的“防止卖春法”暂时阻止住了“男性性征的丧失”。

我曾多次去外国。在几内亚，我听说了一件事，那就是野生的雄性黑猩猩会将番木瓜的果实送给雌性，以表达爱意。虽然它冒着很大的危险去偷农作物，但作为回报，雌性会让它与自己交尾，或是给它梳理毛发。

我在想，会对这个雄性黑猩猩的兴奋样子有同感的，不正是在“防止卖春法”时代度过青年时期的爷爷辈们吗？“为了取悦女人，男人会满身泥污”，这是作家开高健的名言。我们为了能够在恋爱和结婚上取得成功，会送上宝石等礼物，而非番木瓜，或是在厨房动脑筋。

但是，不久，“防止卖春法”便形式化了。买卖春本身不会受到惩罚，而教唆、介绍卖春，或是提供地点、资金，以及卖春店的主人，卖春女的情夫等成了惩罚的对象。

而且，这项法律将买春、卖春规定为以得到报酬为目的，与多个不特定的对象发生性交的行为，并将性交视为阴茎与阴道的结合。因此，口、手指、肛门性行为开始流行起来。这种行为不可能是一种愉悦的性行为。

是什么导致了性冷淡

日本人虽然对性有兴趣，但似乎并不认为它很重要。根据我在前面提到的“SSL 国际”的世界性的有关性的调查（2007 年），在日本，做出“性很重要”的回答的比例，只有 39%，是他们所调查的 26 个国家里最低的。排在第一位的是希腊，比例为 80%，全世界的平均值也达到了 60%。回答性很重要的仅占 39% 的日本人似乎觉得有很多比性还重要的东西。

日本的性满意程度排名第 26 位，也是最低的。排在第一位的是尼日利亚，满意度为 67%，排在第二位的是希腊，在希腊，有 63% 的人做出了“对自己的性生活很满意”的回答，但与之相对，在日本，只有15%的人觉得满足。在2008年的该项调查中，日本仍然排名最后一位。

“恋人、夫妇关系咨询中心”的二松真弓收所长以1500名日本人为对象，进行了一项调查，结果显示，觉得夫妻之间性冷淡的女性达32.4%。而且，有51.5%的女性虽然被丈夫抱着，却会想象其他男人。此外，由于在与丈夫的性生活中得不到满足，所以曾与其他男性有过性关系的女性也达到了17%。

另一方面，苦恼于勃起（ED）障碍的男性也很多，在日本的成年男性中，每4个人就有1个人有勃起障碍，算起来的话，有勃起障碍的人竟达到1130万人之多。

ED大致可以分为器质性和心理作用性两种。

器质性ED是由身体状态引起的，所以因事故造成的神经损伤、高血压、高血脂症、饮酒、吸烟也是引发ED的原因。因糖尿病而苦恼于ED的情况，是一种合并症，因为神经和血管容易导致人产生这种障碍。

心理作用性ED，可能是由抑郁的状态、事业上和生活上的压力，以及与伴侣的冲突等导致的。性功能是一个事关自尊心的纤细问题。而且AV视频等性信息泛滥，以及人们不分正确知识与错误知识似乎也是导致心理作用性ED的间接原因。

看了这一结果，我们发现，日本人实在是没有很“愉悦”地过性生活。要想“很愉悦地过性生活”，应该怎么做呢？直言不讳地说，答案就是在现代文明社会中过“过去的生活”。

例如，如果一直在小圈里饲养种马或种牛，它们便会失去性欲。但是，如果在广阔的牧场上放养一会儿，它们的性欲就会恢复。我曾经在农业协会（JA）主办的座谈会上，与在福井县的山崎洋子交谈过。

山崎女士好像养了很多牛和马。牛和马一旦长时间饲养在畜舍里，就会既不发情也不交尾。但是，只要将牛和马暂时放养，它们的情欲就会再次恢复。

我认为，如今的日本人，就像畜舍里饲育的牛、马一样“家畜化”了。

二十世纪是人类向着“开发”、“进步”突飞猛进的时代。人类文明达到了富裕、方便、舒适的程度，我们则一直沉浸其中，一味地享受着这些富裕。

由于生活富裕了，日本人确实也拥有了像家畜圈一样的小家。饮食方法也只要去便利店，便能够随时随地买到喜欢吃的东西。

现代文明正在腐蚀着我们。人类正在用自己创造的文明管理自己，并以适应这些文明的形式改变了自身的生活方式和习性。结果，导致人类出现了家畜化现象。

我之所以这么说，是因为家畜是一些脱离自然，因人类的文化管理而改变了形态和习性的动物。而我们日本人也成了有一个舒适的居所，随时有人给准备好了的方便食品的家畜。我认为，家畜化现象肯定会导致日本人出现性冷淡。

任何时候都“可以”吗

我现在必须来说一说“可持续发展恋爱方法”的具体对策了。

首先，我想帮那些嘴里说着“我已经到岁数了，所以已经不能有性生活了”的人，思考一下怎么做才好，应该采取什么样的对策。

问题在于随着年龄的增长出现的 ED。人如果上了年纪，会因为一定程度的年龄增长而出现 ED 的症状，这是无法避免的。但即使是这样，只要有性欲，大多数人的 ED 都能够通过服用治疗药物“愉悦地过性生活”。因为日本有大概名为“奇迹之药”的特效 ED 治疗药物。

我希望大家能够知道，实际上，由于年龄的增长出现的 ED 大多是由心理作用造成的。我想告诉那些因此而苦恼的老年人：“ED 并不可怕。”

正如我之前说过的，在日本的成年男性中，有 1/4 的人正苦恼于 ED。其中，勃起状态很好，但在性生活中途却软下来的中度 ED 有 870 万人，总是无法勃起进行性生活的完全 ED 有 260 万人，合计起来，估计日本国内有 1130 万人存在这种情况。如果按年龄层来观察患 ED 的人的比例的话，那么 55~64 岁的人超过 40%，64~69 岁的超过 60%，也就是说，在 50 岁后半期至 60 岁的男性中，每两个人中就有一个人患有 ED。

重要的是，ED 有 8 成是由人们“恐惧性生活失败”、“自信丧失”等心理因素造成的。而且，在过去的 10 年里，患 ED 的人增加了近 4 倍之多。

确实，血管或神经如果有什么障碍，便容易引起 ED。在糖尿病患者、高血压患者、高血脂患者中，分别约有 80%、67%、65% 的人同时患有 ED，从这一点我们也看出上述说法是正确的。

因此，老年人要想永远“愉悦而可持续地过性生活”，首先要保持自信，明白“只要有性欲，就可能有性生活”；接下来，就是要注意不患上糖尿病、高血压等生活习惯病；而且，要积极使用 ED 治疗药物。

据说，我的同年级同学——泌尿科医生那里，曾经出现了一位去治疗 ED 的 89 岁的男性。他说“我交了新的女朋友”，于是来开治疗 ED 的药物。据说 80 多岁来开 ED 治疗药物的，除了这位，还有其他几人。

我们按照自己的常识所认为的老年人已经对性没有兴趣的观念，是错误的。只要有性欲，不论是多大年龄的人，都可以有性生活。问题是人的性欲能持续到什么年龄。

当然，性欲持续到什么年龄是因人而异的。有的人即使到了70岁、80岁，男性激素也依然很多，性欲很旺盛，但是有的人则不是这样。

人上了年纪，随着年龄的增长在某种程度上出现ED的症状是无可奈何的。但即使是这样，只要有性欲，再借助ED治疗药物的帮助，即使年过90岁，也有可能有性生活，这一点是我们应该了解的。

增强精力的医学

那么，要想使自己的身体永远觉得有性欲，应该怎么做呢？

要想做到这一点，就要实行我在本书中反复强调的事项。

首先，我说过“人际关系的淡薄”曾经导致人们进行没有感情的性行为。为了一直保持较好的人际关系，我们应该多多接触社会。特别是男男女女聚集在一起参加郊游、跳舞、镇议会、班级会、文化中心的活动。这样一来，人就会自觉地注意如何才能受到异性的青睐。我想，这个时候，人们就会进行“改变性格”、“改变态度”等方面的尝试。如此一来，人们的生活就会变成“与社会有接触的生活”、“爱打扮的生活”。当然，人们的生活也会变成“永远有性欲的生活”。

其次，我说过“过于清洁”的生活习惯会导致性冷淡。

保持清洁卫生是好事。但是，一旦过度，人体的免疫力就会下降，而且不会再觉得有性欲了。如果为了清洁而过度清洗身体、过度使用抗菌产品、持续饮用抗生物质、杀菌剂，人体就将完全失去性欲等感觉。

随着文明和文化的进步，人类已不分男女，无论男女，都是“平等的人类”。人类社会变成了一个男性性征和女性性征丧失的社会。这样下去的话，人是不会涌现性欲的。特别是男性，男性要努力做到不丧失“男性性征”。虽然男性不是雄性黑猩猩，但为女性奉献的精神会让男性更年轻，我希望大家不要忘了这一点。

最后，我们要做的是努力“不成为家畜”。进入一个家畜圈，仅靠食用别人给予的饲料生活是不行的。人应该积极参加户外活动，接触大自然。不要一味沉浸在舒适而高效的现代社会，人应该有与一万年前的人类相同的行为。控制乘坐汽车、电车的机会，尽量步行是非常重要的一点。

虽然那么说，但是男性一旦患上ED，应该怎么做呢？

男性朋友们在感觉到ED症状的时候，脑子里首先浮现出的，也许是各种各样的精力剂吧。

正如我之前所说，我朋友所在的出版社社长为了维持与年轻女性之间的爱情，一直在秘密注射男性激素。而且，我另外一个朋友所在的公司社长正在注射胎盘精华。但这些是否对保持性欲真的有效呢，这一点在医学上尚无定论。

市场上销售的精力剂有"鳖精""大蒜精华""朝鲜人参"等，为大家所熟知。我们应该承认的是，这些食品确实有提高免疫力的效果，但是尚未见其对阴茎的海绵体血管有直接的效果。

在网上如果搜索一下"勃起不良"的话，除了我刚才所述的，我们还能看到各种各样的营养品、饮品等网站。其中，有的人甚至高调宣传自己的产品具有"立即见效、可持续三小时"的效果，但却基本未透露自己的产品为什么如此有效。前几日翻看周刊杂志，发现上面有能够抑制"精力减退、勃起能力不良、早泄"的健康食品的宣传。上面说这种健康食品是用鳖、蝮蛇、饭匙倩毒蛇、玛卡、巴西可可、海狗骨骼肌肉精华的粉末配合而成的。但是，什么对精力减退有益，什么对勃起能力不良有益，以及其结构都未写明。

而且，即使与男性机能有很大关系的是营养素，但是现在这种不了解其结构的现状也是一件令人无法接受的事情。

不过，“锌”与男性机能有很大的关系这一点是可以肯定的。我之所以这么说，是因为男性产生精子需要锌。但是，我们至今还不知道精子与勃起有什么关联性。

精力剂、饮品的效果大多应该是由于“也许会有效”的心理作用所产生的吧。

能够完全拯救 ED 的是“ED 治疗药物”。因为只要有性欲，几乎所有人的 ED 都能够得到改善。

ED 并不可怕

最近，以“伟哥”为首，一些被称为“奇迹之药”的 ED 治疗药物陆续被开发出来了。有很多人都认为这些 ED 治疗药物有副作用，不能使用，但是我希望大家了解的是，这些药几乎都没有副作用，是真正的“奇迹之药”。

例如，人们会说伟哥“对心脏造成的危险较大”，但其实并没有这种事情。为什么这么说呢？因为这种药原本是作为治疗高血压的药物被开发出来的。

也许是“伟哥不能与治疗缺血性心脏病的药物一起服用”这

一点让人们误解为它“对心脏有害”了吧。实际上，在日本国内，从未有报告显示曾发生过由于医生开出的处方ED治疗药物而死亡的病例。

在这里，我想更详细地讲一讲ED治疗药物。

ED治疗药物是一种有助于勃起的药物。大家要想了解ED治疗药物的作用结构，首先要明白勃起的结构。

勃起所需要的，首先是“性刺激”。一旦有某种性刺激，男性就会感觉有欲望，这样一来，其刺激就会通过神经从大脑传导到阴茎海绵体，并发出“充血”的指令。如此一来，阴茎海绵体的血管就会扩张，血液就会流入，从而勃起。而一旦血液的流出被抑制住的状态一直持续，就能够持续勃起。

ED治疗药物是一种能够扩张阴茎的血管，使血流通畅的药物。这种药物可以使男性变得容易勃起，而且其阴茎硬度也会增强，持久力也会提升。但是，“服用了ED治疗药物之后，会一直处于勃起状态”的说法是一个误解。

ED治疗药物只有在“受到性刺激而兴奋的时候”才会见效。虽然男性会因对药物的作用产生反应而勃起，但一旦性生活结束，刺激消失，勃起也就消失了。也就是说，你可以认为这些药物只有“为了能让男性勃起而使血液的流动通畅”的作用，从而使男性容易勃起，而除此之外，男性的状态是与平时没有区别的。而且这种药物只在服用的时候生效，完全不会产生依赖性等问题。

反过来说，就是 ED 治疗药物没有提高性欲的效果。如果处于完全没有性欲的状态下，这种药物将不会见效。

除了患有糖尿病、比较严重的动脉硬化的人，以及因患前列腺癌而切除了勃起神经的人等一部分极少数人之外，只要有性欲，这种 ED 治疗药物就几乎对所有人都有效。

服用 ED 治疗药物之后，你的性生活由此而变得顺利，你也会因此而恢复自信，这难道不是一件很好的事情吗?

现在，在日本允许销售的 ED 治疗药物有三种：分别是伟哥、艾力达、犀利士。其中，最近最受瞩目的应该是被称为“周末用药”的“犀利士”吧。据说每服用一次此药，效果就能持续 36 小时。如果在周五的傍晚服用的话，不要说周六，只要你有性欲，就连周日的早上也可以随时享受性生活。这种药只要在开始性生活的一个小时前服用就可以了。在法国，“犀利士”是人们使用得最多的 ED 治疗药物。

但是在日本，人们还是最常使用最早开发出来的伟哥。伟哥会在大约一个小时之后见效，并能持续四五个小时。

而艾力达是服用之后见效最快的。大约在 30 分钟之后，它就会见效，而且其作用能持续 8 小时左右。

这些 ED 治疗药物几乎都没有副作用，但还是应该避免过量服用。一日服用一片为好。而且，我们需要知道的是，这些药物是不能与某些药物同时服用的。如果将这类药物与用于治疗缺血性心脏病的硝酸剂一起服用，血压就会骤然降低。此外，血压过高和过低的人，以及过去 6 个月曾经出现过脑梗塞、心肌梗塞的人不能服用。

“过度的话，妻子会手脚并用地请你手下留情的”

正如我在之前所说，现在我们有非常棒的 ED 治疗药物。但是，过去就没有这类药物吗?

似乎有吧。那就是一种叫做淫羊藿的药草，它能让人勃起到愤怒的程度，所以又被称为“怒草”。有一个人采来这种药草，作为壮阳药煎服，并以日记的形式详细地记载了其效果。他就是有名的俳句诗人小林一茶。

小林一茶是江户时代的人，在德川家治成为第十代将军的第四年，即宝历十三年（1763 年），他在信浓的一个农户家降生了。他是家里的长子，自幼母亲离世，与继母一起生活，度过了腼腆、灰暗而孤独的少年时代。15 岁的时候，一茶便来江户做工了，自此，他开始学习俳句。

正如他所作的俳句“没有亲人的麻雀说，来和我一起玩吧”① 一样，背负着不幸出身的一茶，俳句也许就成了他率直地表达自己心情的方式吧。他的名句还有“喂，别打，那个苍蝇正在手脚并用地祈求你手下留情呢”②、“瘦弱的青蛙，不要输，我一茶在这里给你加油”③。

30 岁的时候，他从江户出发，前往近畿、四国、九州，进行一段长达 7 年的俳句修行之旅。之后，他的父亲去世，他又因遗产继承问题，与继母和同父异母的弟弟纷争了 12 年。这件事解决之后，他才结婚，当时一茶已经 52 岁了。他取了一个名叫“菊”的妻子，一个比他小 24 岁的年轻女子。读一茶的《七番日记》，我们会发现，两人的性生活竟然激烈到让我们意想不到的程度。

由于夫妻两人吵架，菊回了娘家，待菊回来之后，两人竟连续过了两周的性生活。最初的一夜是“五交”，翌日是“三交”，接下来一天是“三交”，然后仍是“三交”，每日就这样，一直持续了两周，两周之后的最后一次是“四交”。合计进行了 45 次性生活。

为什么一茶会把与妻子的性生活仔细地写到自己的日记《七

① 译注：日语原文为“我と来て遊べや親のない雀”。
② 译注：日语原文为“やれうつな蝿が手をすり足をする”。
③ 译注：日语原文为“痩せ蛙負けるな一茶これにあり”。

番日记》里呢？肯定是为了记录“怒草”的功效。

一茶与菊生了三男一女，但都夭折了。菊在37岁的时候也仙逝了。一茶的第二个妻子仍然是小他24岁的年轻女子，但由于厌恶一茶“性欲旺盛”的样子，这段婚姻仅维持了两个月就结束了。据我的妄自推测，他们应该是处于一种“由于过度，妻子便手脚并用地向你求情的”状态。

他的第三个妻子是比他小32岁的女性，他的这个妻子是带着孩子嫁给他的。两人结婚的第二年，一茶家的正房发生了火灾。半年之后，一茶在当时没烧着的土墙仓房结束了自己65岁的生命。他的妻子当时已经怀孕，但他未能看到出生的女儿的样子，就去世了。

与一茶相比，现在，日本人的性生活是多么贫乏啊！

回气堂有一个叫玄齐的人。他常年投身于日本夫妇性生活方面之苦恼的研究。玄齐是中国古典针灸学会的代表干事，他立志要用27年的时间，利用气功和房中术让日本夫妇的性生活复活。

中国的古书典籍上似乎有“一药一日，一抚十日，一吸百日”这样一句话。意思是说药只有一日的疗效，但是性爱却能让人的寿命延长10日，而且如果能互相将爱液或唾液放入口中的话，甚至能够多活100日。也就是说，与其服药，不如通过性爱进行能量的交换，这样做更能增强人的生命力。这就是所谓的“性就是生活”。

性行为是男人与女人单纯地与对方共享快乐，从而创造出来的。在享受性爱的时候，可以让双方彻底愉悦，从而治疗伴侣的疾病，分享欢愉。玄齐说性爱是五感的妙技，将五感运用自如地爱抚，能够提高双方的快感。

我也认为没有肌肤的接触，没有心灵的碰撞，就无法成就性爱。我认为性爱既是生命的温暖传导，也是能量的交换。古代中国人认为，交换将双方引向快乐的深渊而涌现出来的能量，正是健康和长寿的源泉。最近，由于快乐而使大脑分泌出的类似于吗啡的物质，对于免疫力也会产生影响的事情已经得到了证实。

一茶也相信“性就是生活”，我想，在不幸的出身和没有给他爱的家庭中，他追求的一定是“我春”①。

有情欲并有性生活的话，人能够长寿

最后，我想给大家提供一些“发情并有性生活的话，人会长寿”的数据。

---

①译注：小林一茶有一本名为“我春”的俳句集，这里应该是指书里的想法吧。

在英国的医学杂志《英国医学期刊（British Medical Journal）》上，曾刊登过这样的内容。布里斯托等大学的研究小组以 918 个 45~59 岁的男性为对象，历经 10 年的时间，对他们的性欲高潮次数和死亡率进行了调查，结果得出了“情欲高潮越多的人，死亡率越低”的结论。

不过调查结果显示，与女性“长寿”关系密切的不是次数，而是满意度。

从本质上来说，性与笑应该有着相同的效果。在捧腹大笑，或是感动得痛哭流涕的时候，我们会忘我地表达感情。同理，如果是忘我地陶醉性爱，大脑的重启按钮就会被按下，结果，也许就连免疫力也会得到提高吧。这样一来，人也许就能够长寿了。

反之，与一周有 2 次以上性生活的人相比，一个月连 1 次性生活都没有的人们的死亡率，是他们的 2 倍。

日本已经成了世界上最长寿的国家。但是日本的老年人是否都很健康呢，我想不是的。与日本相比，欧美的老年人非常健康。在德国科隆的繁华街道上，曾贴着这样的宣传语，“人到 66 一枝花”、“老年人要过一个安慰的下午”，宣传语上还有一个跨在摩托车上、穿着皮夹克的很个性的老人。这是科隆有名的红灯区的宣传海报。

这个名叫“PASION”[①] 的店为了扭转最近销售额下跌的局势，想出了这个以 66 岁以上的老年人为对象展开服务的妙计，这项服务仅限于正午至下午 5 点。一般情况下，这里的收费是 50 欧元（约为 8000 日元），但这个时间是半价的。这样一来，店外来了不少客人，数量非常惊人。看来科隆真的有很多健康的老爷爷。据说服侍他们的女性们都说“老爷爷们是人不可貌相呢，他们不但有体力，而且有技巧”。

我想，在日本，这种现象应该从来没有发生过。确实，日本人很长寿，但日本的老爷爷是很可怜的。我想他们几乎已经没有了过性生活的精气神。这就是人类作为一种生物的“生存能力减弱”的原因吧。

由于日本人越来越爱干净，所以有些人几乎连呼吸、出汗都会加以控制。就连卖春的女性们，也最厌恶老人的味道。

我建议我们日本人应该稍微回归到过去一些，应该恢复自己的动物性，多多过性生活，并永远保持健康。

① 译注：日语原文为“パシャン”。

第7章

所谓的抗衰老科学，是真的吗

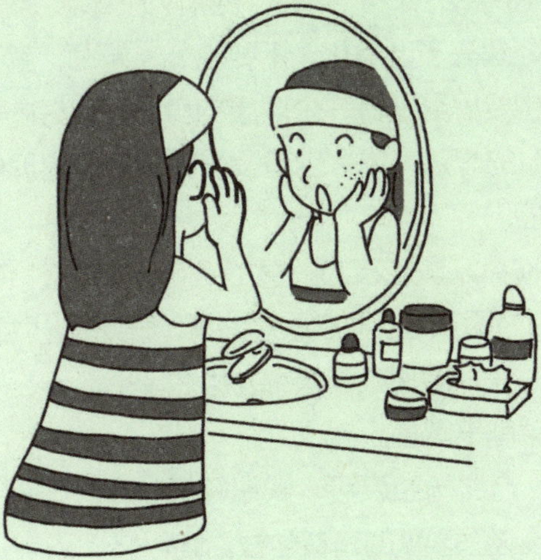

长寿激素“克罗托”

以大学的医院为首，许多有名的医院都在抗衰老医疗领域鼓足了干劲。所谓抗衰老医疗，就是通过补充激素、摄取饮食营养品、运动等方法来预防疾病，保持“青春”的预防医疗。

在日本，人们已经迎来了老龄化，不要说延长寿命，就连在迎接天寿到来之前，也要尽量维持一个健康的身体和良好的精神状态。这种“抗衰老”的想法，如今也普及开来，随之出现的是有关抗衰老研究的兴盛。

通过进行广泛的检查来测定衰老程度的“抗衰老检查”在日本各地出现了，这是因为国家为了抑制医疗消费，开始提出“重视预防”的方针，这样一来，即使上了年纪，也想留住青春、一直健健康康地活着的人就越来越多。

但是，以“预防、治疗病态衰老，实现健康长寿”这种“终极预防”为目标的抗衰老医学真的有科学根据吗？

遗憾的是，我认为在日本，至今为止还没出现有医学依据的研究。我们在生活中能看到许多为了让肌肤返老还童而进行的有关化妆品的研究。但是，我们几乎看不到以从身体内部留住青春、防止衰老为目的的研究。

2006年，在位于东京台场的酒店里，首次举行了“抗衰老国际研讨会”。有关人士兴奋地想将2006年定为日本的抗衰老元年。但是，即使是在这个国际研讨会上，也未讲出抗衰老医学的本质。会上，人们举出了很多具体的例子，作为抗衰老的方法，研讨会对于这些具体的例子，也会进行根本性的讨论。

在这里，我想研究一下在今后的这段短时间内，抗衰老医学会在多少科学根据的基础上进行。

在抗衰老的研究中，如今最热门的话题之一应该就是“能够延迟衰老、延长寿命的激素”吧。美国德克萨斯大学的黑尾诚准教授是它的发现者。

黑尾教授曾用老鼠研究动脉硬化症。1997年，他发现一旦破坏老鼠的某个遗传因子，其寿命就会从两年缩短到两个月，并呈现出与衰老相似的症状。也就是说，这个遗传因子是有关寿命的遗传因子。这个遗传因子被命名为“克罗托”，这个名字来源于希腊神话中“纺织生命之线的女神”的名字。

这个被称为克罗托的遗传因子在肾脏和脑部发挥作用，负责制造蛋白质。它会进入血液中，发挥像激素一样的作用。而且我们知道，人类也有与之相同的遗传因子。

近年，黑尾博士发现，克罗托一旦过度发挥作用，老鼠的寿命就会增加 1.2~1.3 倍。克罗托的蛋白质强化了人对氧化压力的抵抗。作为一项为预防和治疗疾病开辟了道路的成果，这些研究受到了很多关注。

“不老不死”的酶

自 20 世纪 50 年代开始，人们就一直在对“不老不死”进行细胞水平的研究。这是一项利用一种叫做“海拉细胞”的能够无限分裂的细胞进行的研究。海拉细胞不会衰老，它会永远生长下去，只要有营养和氧，只要有居住空间，它就会不断分裂。

为什么海拉细胞会永远不衰老地一直生长呢?

这是因为它含有一种叫做“端粒酶”的酶。

DNA 是存在于细胞核中的染色体里的，染色体的构造是细长的。在细胞为了增加组织而进行分裂的时候，染色体必须复制自己。为了拷贝遗传信息，制造自己的复制品，构成染色体的 DNA 有两重锁，一旦有一重锁被打开，在被打开的时候，就会有东西丢失。那就是位于各个分子锁末端的“双重”的片段。（图 7–1）

1.	能够延迟衰老、延长寿命的激素 克罗托：具有对氧化压力的抵抗性
2.	存在于不老不死细胞中的酶 端粒酶：它能够决定人体细胞的寿命

图 7–1　不衰老且长寿的分子生物学

染色体手臂的末端被称为端粒。这个名字来源于希腊语，有“末端的一对”的意思。端粒的 DNA 码是 TTAGGG，它是一个重复六个氨基酸排列的部分。

在年轻的细胞中，这种排列的重复情况会达到数千次。在细胞分裂的过程中，在 DNA 制造复制品的过程中，此端粒的一部分就会逐渐消失。在这个过程中，残存的端粒长度会失去复制 DNA 连锁的能力，而且即使复制了，也会出现严重的遗传破绽，而细胞在这个阶段就会停止分裂。也就是说，在这个时候，生命的再生作业也就停止了，从而开始了衰老。

1985 年，K·格雷德博士和 E·布莱克本博士发现了“端粒酶”。这种物质让人们在端粒后面新加了 6 个文字单元，它是一种酶，具有补充因正常细胞分裂而失去的染色体末端部分的作用。他们在一种栖息于淡水湖和小河里的微小细毛虫原生动物身上，发现了这种酶。而且，端粒酶除了存在于人类身体里外，还存在于多细胞生物中，人们在之后弄清了这一点。但是，据我们了解，在人类身上，几乎只有癌细胞能够制造出它，其他正常细胞中是发现不了它的。

端粒酶决定着正常人的细胞寿命，这确实是事实。但是，另一方面，随着细胞分裂次数的增加，细胞也会出现形成肿瘤的趋势，这也是事实。在实验室里，虽说端粒酶让纤维细胞返老还童了，但这不代表它可以直接操纵人类的寿命。

也就是说，端粒的短小化起到了限制细胞寿命的作用，但尚没有证据能证明它能够起到决定人类寿命的作用。

“抗衰老”的临床学研究

现在，我们还没有从不老长寿的分子生物学信息中，找到“抗衰老”的特效药。

但是，我们已经知道糖尿病患者的寿命要比平均寿命短10年。而且，我们还知道，肌肉量减少、内脏脂肪积蓄等伴随着年龄增长产生的代谢变化特征，与生活习惯病、内脏脂肪综合症等病症很相似。

人一旦肥胖，脂肪细胞就会肥大化，而且人体很难再分泌促进脂肪燃烧的“脂肪联素”。我们可以认为，内脏脂肪综合症会以此为诱因，发展下去。

有的学者认为，根据这一结构，在抗衰老治疗方面，我们可以通过限制卡路里来纠正胰岛素的作用，以及纠正脂肪细胞的功能这两个方面来开发药物。

但是，抗衰老医学才刚刚起步。尚未发展成一门基于Evidence（证据）的医学。这门医学需要将检查标准化，并拥有相同的数据库。

在健康检查中，如果我们知道治病因素，就可以通过采用纠正生活习惯等方法，来努力预防疾病了。但是，仅靠一个要素是无法检测衰老情况的，我们还需要调查其与其他要素或身体机能的关系。

可是，如今，检测衰老程度、促进病态衰老的“危险因子”之程度的方法是多种多样的。即使在指出自己可以进行抗衰老治疗的医疗机构，检查项目甚至也凌乱不堪。

同志社大学的教授米井嘉一列举了几个检测“衰老程度”的项目，如“肌肉年龄”“骨骼年龄”“血管年龄”“神经年龄”“激素年龄”，并列举了几个衰老危险因子，如“免疫机能”、“身心压力”等（图7-2）。

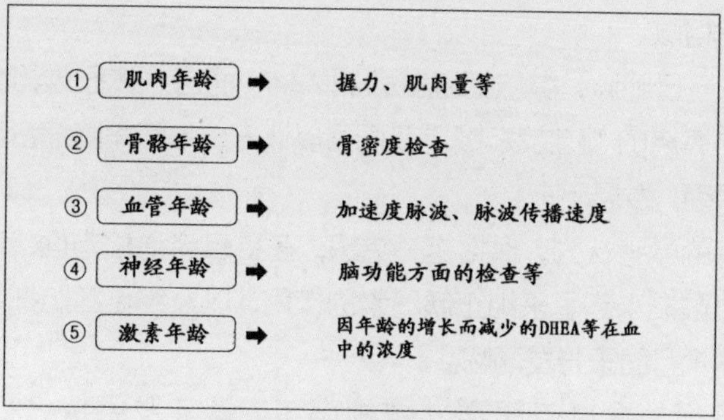

图 7–2 衰老程度检查法

米井教授指出，在检测衰老程度、衰老危险因子的各个项目中，设定与患者的年龄相适应的标准值，并对与标准值差距较大的“弱点”进行重点治疗，应该是抗衰老医学的基本态度。

所谓的抗衰老激素——EHEA

“抗衰老”虽然尚未在科学上得到证实，但在临床上，人们开始越来越多地使用“抗衰老”这个词了。最近，导入用来检测衰老程度的“抗衰老激素”检查，从而诊断人的身体状态的临床设施也出现了（图 7–3）。

	检查项目	判定内容、疾患
血管	PWV 颈动脉回声　颈部	动脉硬化的程度 颈动脉的动脉硬化程度
血液	脂联素 NK细胞 副肾皮质激素 过氧化脂质 维生素C	血管的损伤 免疫的平衡 精神压力等 活性氧量 抗氧化能力
骨骼	骨密度	骨质疏松症
	颈部MRI	大脑的状态

图 7–3　抗衰老检查的主要检查项目

所谓的“抗衰老激素”，到底是什么东西呢？

它就是存在于血液中的一种叫做 DHEA（脱氢表雄酮）的激素。久留米的调查团队指出，这是一种从副肾分泌出来的激素，它不但有可能抑制癌症，还具有抑制动脉硬化、糖尿病、阿尔茨海默型老年痴呆症等多种生活习惯病的可能性。在美国，这种激素于 1994 年作为一种营养品得到认可，而且在日常生活中补充这种激素的人很多。

久留米大学医学部的心脏、血管部门团队于 2007 年 11 月，在美国心脏病学会上发表的医学调查结果，给全世界的疫学家们带来了巨大的冲击。

这个团队测量了福冈县内居民的 DHEA，并于 27 年后对他们进行了生存调查，结果发表了这样一个结果，即在男性中，与血液中的 DHEA 浓度在 200 微克以上的人群相比，DHEA 浓度不足 130 微克的人群的死亡率，是前一人群的 6 倍以上。

于是久留米大学做出了这样一个结论，那就是“DHEA 是长寿的标志，在维持身体状况的过程中具有不可或缺的作用”。

外国也在进行类似的疫学调查。据他们的报告称，与 DHEA-S（脱氢表雄酮硫酸酯）在血液中的浓度较低的人群相比，较高人群的生存率要远远高于前者（图 7-4）。

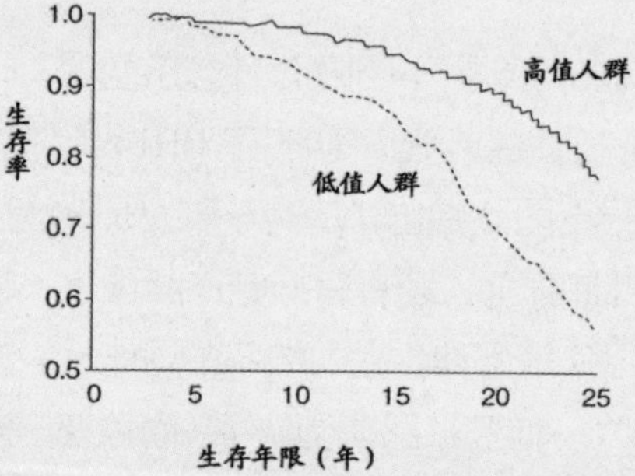

图 7-4　血液中 DHEA-S 的浓度与生存率

（出典：Eoth, GS., et Bl., 科学, 297, 811, 2002）

但是，关于 DHEA 的生物作用，我们到底研究到什么程度了呢？实际上，DHEA（DHEA-S）的作用结构尚未得到明确。但是，不论男女，DHEA 的分泌量都会从 6~7 岁开始增多，到 20 岁达到高峰，然后随着年龄的增长直线下降。因此，从很早以前开始，这一指标便作为衰老的代表性指标，受到了很多关注。而且，根据免疫学上的数据，我们可以认为，DHEA 除了具有免疫复活作用、抗骨质疏松作用、抗肥胖作用之外，还具有抗肿瘤、抗动脉硬化、抗糖尿病等作用（图 7-5）。

现在，DHEA 针对肥胖的作用结构已经比较明确了。DHEA 一旦对脂肪细胞产生作用，胰岛素的感受性就会提高，糖的获取量就会增

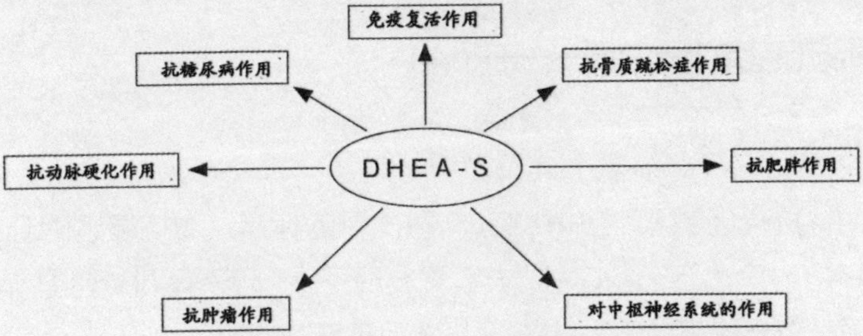

图 7-5 DHEA-A（脱氢表雄酮硫酸酯）的生物作用

不论男妇，DHEA-S 的分泌量都会从 6~7 岁开始增多，到 20 岁达到高峰，然后随着年龄的增长直线下降，因此，从很早以前开始，这一指标便被视为是人类衰老的代表性指标（抗衰老激素）了。它的雄性激素活性非常低档，约为睾丸激素的 5%。

多，这一点已经得到了确认。这个时候，脂肪细胞确实会变小。

DHEA 是如何让脂肪细胞变小的呢？

我们知道，DHEA 能够使蛋白质同化，使肌肉增强。因此，DHEA 之所以能够让脂肪细胞变小，也许就是增强的肌肉所要消耗的能量增多了，脂肪的燃烧更剧烈了吧。

在老龄化社会里，DHEA 也许将越来越受到重视。而且，正因为它是事关生命的非常重要的数据，所以生命保险公司以后也会想了解它吧。此外，本人若是知道的话，还有可能受到打击，所以在处理这个问题上需要慎重。

预防衰老的蛋白质——ERp44

“抗衰老激素”（DHEA）作为长寿的标志，为抗衰老的临床提供了一个热门话题之后，人们又发现了一个应该受到关注的新型“预防衰老的蛋白质”，并成了一个很重要的话题。

经过理化学研究所和科学技术振兴机构的研究队伍的共同努力，人们终于找到了一种能够保护细胞不被有着“身体之锈”之称的活性氧侵害的蛋白质。

这种蛋白质（ERp44）被认为具有调节细胞内钙量的作用，且具有预防老年痴呆症、动脉硬化、糖尿病、癌症等与衰老有着深远关系之疾病的作用。而且，这种物质在保护身体不受精神压力伤害的机能方面，也起着非常重要的作用。

在承担着合成细胞内蛋白质任务的“小胞体”这一小器官中，存在着一种叫做“ERp44”的蛋白质。人体细胞内的活性氧一旦增加，细胞就会赋予氧化的蛋白质以电子，从而使其保持在一个健康的状态。ERp44一旦感知到氧化状态，就会与小胞体出入口处的一种接受体相结合，帮忙交接电子。同时，细胞内的钙浓度一旦升高，它就会堵住出入口，控制住位于小胞体中的高浓度钙进入到细胞内。

也就是说，ERp44是一个“健康传感器”，能够起到保护细胞不受活性氧、钙这些大敌之侵害的作用，这一点已经明确了。

我们都知道，活性氧是一种会引起动脉硬化、糖尿病、癌症等疾病的物质。钙是细胞活动所必须的物质，也是骨骼的形成所不可或缺的，但是细胞内的钙如果过量增多，就会像老年痴呆症一样，对人体产生负面影响。而控制这两种重要物质的ERp44，绝对是抗衰老的重要物质，这一点应该是毋庸置疑的。

另一方面，糖尿病是一种会缩短人寿命的生活习惯病，而人们发现了一种会使糖尿病恶化的蛋白质。它就是一种叫做“p27”的存在于胰脏β细胞里的物质。只要能抑制住这种蛋白质的作用，由暴饮暴食和缺乏运动造成的Ⅱ型糖尿病就会得到改善。

糖尿病一旦加重，分泌胰岛素的胰脏内 β 细胞就会减少，但后来我们得知，这是因为 p27 这种蛋白质抑制了 β 细胞的分裂。因此，如果能开发出抑制 p27 作用的药物，便能阻止住 β 细胞的减少，从而治愈糖尿病。

如上所述，预防衰老的物质正在陆续被发现。但遗憾的是，这些物质尚未应用到临床上。

通过外用内服胶质铂返老还童

如今，有一种物质正被作为“身体的防锈剂”广泛使用。不会生锈的贵金属铂（白金）便是“身体的防锈剂”，也就是说，人们正将其作为一种预防衰老的药剂或外用或内服。人们将铂做成容易对人体起作用的超微粒子，从而开发出“胶质铂”的举动，似乎成了一个契机。生活习惯病等衰老现象的元凶是活性氧，这种物质不仅具有去除活性氧的效果，还能够预防斑点、皱纹等，它不断被添加进了强调抗衰老的食品或化妆品中。而且，最近，就连酒店等地方，也出现了竭尽心思使用铂的美容计划。

之前，多酚等物质也曾作为“抗氧化物质”广受关注。这种“胶质铂的抗氧化结构”，到底与从前的物质有什么区别呢？

多酚等植物性抗氧化物质一旦将活性氧除去，自己就会变成氧化物，产生破坏正常细胞的副作用。但是，胶质金属铂是作为催化剂发挥作用的，所以会持续不断地促进酶发挥作用，消除人体本来就拥有的活性氧。

而且，它拥有将存在于人体内的 4 种活性氧全部消除的能力。

这种胶质铂，是一个名叫 APT（东京都涩谷区）的冒险事业公司研究、开发并制造的。这个公司的冈山峰伸社长想要科学地阐明“还原水”的活性氧消除能力，于是与以东京大学的宫本有正教授为中心的研究团队一起，于 2006 年创建了这家公司。

我听说，这家公司开发的胶质铂为许多公司提供了材料，并已运用在饮用水、口香糖、酸奶、营养品等三十多种食品中，变成了商品。

胶质铂本身是无气味无味道的，人一旦服用了它，便能够消除主要在肠道产生的活性氧，然后被自然排泄出来。

看了这些说明，我逐渐开始觉得胶质铂确实是一种最好的消除活性氧的物质。事实上，除了饮料以外，这种物质已经被广泛应用到了食品、化妆品、美容业等领域。

曾贴在人脸颊上的闪闪发光的铂金箔，已经融化成了天价的胶质铂化妆水，用来涂抹整张脸。美容师也说："第二天你就会觉得肤色变亮了哦。"

如今，一种叫做"铂离子蒸气微护理机"的美容仪器已经卖出了很多，这种美容仪器可以释放出添加了胶质铂的蒸气。

大企业松本清连锁药铺于 2007 年开始销售含有胶质铂的化妆品，如今其种类已经快速增至 100 种了。乐敦制药这个制药巨头也发售了含有胶质铂的化妆品，而且这些化妆品都好评如潮。

我们过去追求的是铂金的"永远的光辉"，如今，我们似乎开始追求"永远年轻"了。

缺乏维生素 C，衰老加快 4 倍

关于大家所期待的"抗衰老"物质，我已经讲了几个了，但是也有人指出，相比那些新的物质，其实我们自古便了解的物质就在我们身边。

例如，"维生素 C 的预防衰老作用"等等。从很久以前，我就听说人一旦缺乏维生素 C，衰老就会加速的事情。但是，你知道吗，至今为止，都没有数据能够证实这一说法。

最近，我的朋友——东京医科齿科大学教授下门显太郎，和东京都老人综合研究所的石神昭人主任研究员等人的研究小组，用老鼠实验证明了这一说法。但实际上，用动物实验得出科学根据，从而证实维生素 C 的抗衰老作用，这还是第一次。

老鼠与人不同，它能够在体内合成维生素 C。研究小组通过操纵遗传因子，养了一些无法合成维生素 C 的老鼠，并用维生素 C 含量少的饵料来饲养它们。他们对正常老鼠与这些老鼠直至死亡一半的速度进行了比较，结果发现，正常老鼠死亡一半花了 24 个月的时间，而过了 6 个月，无法合成维生素 C 的老鼠就只剩下一半了。而其死因都是衰老，其衰老速度加速了 4 倍。

研究小组对随着它们的衰老而减少的特定蛋白质进行了分析，结果发现这种蛋白质与合成维生素 C 的酶作用相同。这个研究小组通过操纵遗传因子，养了一些身体里没有这种蛋白质的老鼠，从而得出了以下实验结果。

研究小组比较了正常老鼠和身体里没有这种蛋白质的老鼠脏器与血液中含有的维生素 C，结果发现，身体里没有这种蛋白质的老鼠仅是正常老鼠的 1/10。

而且，研究小组用完全不含有维生素 C 的饵料饲养这种老鼠，结果，老鼠开始出现因缺乏维生素 C 而罹患的坏血病症状，大约半年之后，所有的老鼠就都死亡了。

这次的实验结果虽然未直接对维生素 C 能有效预防人类衰老的说法提供证据，但是我认为我们可以将这次实验评价为第一个能证明“一旦缺乏维生素 C，衰老就会加剧”的实验。而且，这些不含有能够预防衰老的蛋白质的老鼠，今后必将被活用到有关人类衰老的研究中。我们期待着预防人类衰老的研究在今后能得到进一步的发展。

抗氧化营养品——维生素 E

时至今日，我们之所以认为维生素 C 是抗衰老的重要物质，是因为维生素 C 具有强大的抑制活性氧的作用。而且我们知道，维生素 E 也是一种具有相同结构的重要维生素。

在此之前，我讲了很多关于抗活性氧作用的事情。那么，活性氧到底会对我们造成什么样的不良影响呢？

人一旦出现炎症，活性氧就会在噬中性粒细胞或巨噬细胞等细胞膜的表面出现，产生一种叫做超氧（O_2–）的物质。虽然这种超氧具有杀死病原菌的有益作用，但如果病原菌是因精神压力或过于剧烈的运动产生的，那它将难以应付。因为在这种情况下，活性氧容易导致脂质、蛋白质的变质，或是DNA的损伤等。也就是说，它会促使癌症产生，引发动脉硬化，并成为衰老的元凶。具有“抗氧化作用”的维生素C和E能够抑制活性氧的这种作用，所以备受关注。

维生素C和E作为对付氧化压力的防御系统，起着很大的作用。

由于维生素有如此重要的作用，所以人们容易认为服用的维生素越多，效果就越好。但是，这里有一个“陷阱”。

维生素C是一种水溶性维生素，所以即使过量摄取维生素C，多余的维生素C也会随着尿液排出体外。但是，维生素E是一种脂溶性维生素。如果过量服用脂溶性维生素，情况就会十分严重，这一点已经得到了明确。

现在，维生素E作为一种具有抗氧化作用的代表性营养品，得到了广泛的应用。最近，美国的一份数据指出，服用较大量的维生素E长达一年时间以上人群的死亡率，明显高于服用安慰剂的人群。

维生素E会溶解到人体的脂肪中积蓄起来，其浓度会逐渐增高。最近，我们发现，在这种条件下，维生素E反而会促进活性氧的产生，或是阻碍其他事关解毒的酶发挥作用。

如上所述，我们决不能忘记，在抗衰老的营养品中，有的营养品如果胡乱服用，就会损害我们的身体。

运动员摄取辅酶 Q10 刷新记录

我想大家应该知道辅酶 Q10 这种物质。

辅酶 Q10 通过与活性氧结合，来发挥抗氧化作用，从而预防细胞的衰老，因此它非常有名。特别是此辅酶 Q10 能够预防肌肉细胞的破坏，所以运动员们都很喜欢使用它。

事情的开端是日本的运动员摄取了辅酶 Q10 之后，刷新了记录的事情。这件事推动了服用辅酶 Q10 的热潮。

在每日服用 270mg 的辅酶、并持续半年时间的 39 名游泳运动员中，有 80% 的人都刷新了自己在大赛上的最好成绩，而且这件事已经得到了证实。

辅酶 Q10 本来是在人体内合成的，它会燃烧细胞内的糖，帮忙生产能量。辅酶 Q10 是生产能量所不可或缺的，它是一种能够帮助维生素 E 发挥作用，并预防人体被氧化，从而预防衰老的物质。

人在 20 岁的时候，辅酶 Q10 在人体内的浓度将达到顶峰，40 岁的时候，其浓度将减少到 70%，80 岁的时候，其浓度将减少到 50%。

在心脏细胞中，辅酶 Q10 一旦缺乏，就会来不及生产能量，并出现心悸、气喘的症状。因此，辅酶 Q10 最初被用作治疗轻度心力衰竭的药物。但是，在2001年的食品药品区分纠正活动中，它也可以作为健康食品使用了。

2004年，国家对药事法进行了修正，辅酶Q10自此便可以作为保持青春的物质添加到化妆品中去了。

如上所述，辅酶Q10不管是作为营养品，还是作为化妆品，都受到了大家的瞩目。

但是，我们需要注意一些事情。在讲述维生素E的时候我也曾说过，“过量服用”是一个问题。

久留米大学医学部的松冈秀洋老师也做出了“一旦过量摄取，就会有害”的警告。松冈先生以114名健康的男女为对象，对动脉硬化与辅酶Q10之间的关联进行了调查，结果发现，越是动脉硬化加剧的人，其血液中的辅酶Q10浓度越高。

辅酶Q10是与氧结合在一起的，那么这种物质本身就有可能变成氧化物质。也就是说，使用辅酶Q10的时候，我们也要注意“适量”。

如今，人类对辅酶Q10的世界性需求正在增长。

日本的4家公司几乎承担着世界所需的所有辅酶Q10的生产。2006年，世界对Q10的需求约为150吨，其中，KANEKA（大阪市）公司负责供给其中的65%，而且最近，此公司的生产能力倍增。辅酶Q10也可以通过化学合成来制造，不过，KANEKA采用的则是酵母发酵的方法。因为从安全方面来讲，这是最好的制造方法。

辅酶 Q10 只溶于油，如果不与含油的食物一起食用，将不会被吸收，这是它的一个弱点，但是日清（东京）用界面活性剂薄膜将其包起来，从而成功将其制成了水溶性物质。这样一来，即使是在空腹的时候，这种酶也能够被吸收了，而且也能够添加到各种食品中去了。

预防肌肤衰老的成分与营养品

在此之前，我讲解了一些从身体内部留住青春的方法。从现在开始，我想思考一下从外部留住青春的方法。

我听说，面向 40 岁以上人的“抗衰老化妆品”，如今人气已经扩大到了 20 ~ 30 岁的人中间。

各化妆品公司相继发售了新型的化妆水。如资生堂的“质纯防皱眼膜 AA”，这种产品添加了能够促进肌肤的细胞更新（再生），使肌肤柔软紧致的“松香油”，以及 MAXFACTOR 的“莹活水源美肌液”等。

而且，许多年轻女性很在意斑点和皱纹，所以如今，许多面向这类女性的化妆品、营养品也被开发出来了。

“脸上无论如何也消不下去的斑点”好像叫做“悲斑”。“脸上的斑点消去时”，女性们似乎会觉得“非一斑的幸福”。最近，“将妆化到皱纹内部”的女性似乎也增多了。也许是因为与过去相比，即使是年龄处于 20 岁后期的人，也增加了“长皱纹”的烦恼吧。

辅酶 Q10 具有去除肌肤皱纹的效果，据说如今，含有这种成分的化妆品处于缺货状态。

最初，是德国将辅酶 Q10 用在化妆品中，这件事情受到了广泛关注。

这是因为，1999 年，德国的研究员制造了一种含有 0.3% 辅酶的眼霜，而且，一个专业杂志还发表了这样一个结论：将这种眼霜涂在人的眼睛周围，半年之后，此人的皱纹深度和面积都减少到了原来的 1/4。

这证明辅酶 Q10 除了是营养品之外，还可以直接涂在肌肤上，用来保持肌肤的青春。

与辅酶 Q10 有着相同的结构，且“让肌肤恢复青春”的功效值得期待的营养品中，还有一种叫做“α- 硫锌酸”的物质。

α- 硫锌酸能够将体内多余的糖分转化成能量，从而起到预防衰老的作用，这一点已经得到了确认。人体内多余的糖分一旦与骨胶原等蛋白质结合，就会导致肌肤出现皱纹或松弛等现象。

人要想让肌肤保持年轻，一天必须摄取100mg的α-硫锌酸，但是食品中含有的α-硫锌酸量极少。

例如，菠菜中的α-硫锌酸含量是最多的，但即使是菠菜中，每100g也只含有0.3mg的α-硫锌酸。所以，要想让肌肤保持年轻，就必须用营养品来补充α-硫锌酸。

此外，维生素A的衍生体“视黄酸”作为营养品，也具有促进肌肤细胞的更新、使肌肤柔软紧致的作用，因此这种营养品也受到了大家的关注。而且，除此之外，能够预防衰老的营养品中，我们还可以列举出我之前所说的维生素C和E。

骨胶原与玻尿酸

与肌肤的年轻程度和“水润程度”关系最密切的，终究是“水分”。因为我们可以说，所谓衰老，就是水分从人身体里消失了。

没有水，我们人类是无法生存的。水在将营养成分送入各种组织中的同时，也会将老旧废物运送出来排掉。而且，水还具有调节体温的作用。

婴儿的肌肤有80%都是水分，但这种水分会逐年减少。肌肤的衰老从25岁左右开始，算起来的话，相当于人体重一成左右的水分会随着衰老流失掉。特别是女性，女性的水分流失速度非常快，是男性的二倍，所以这对于希望青春永驻的女性来说，是一个很大的问题（图7–6）。

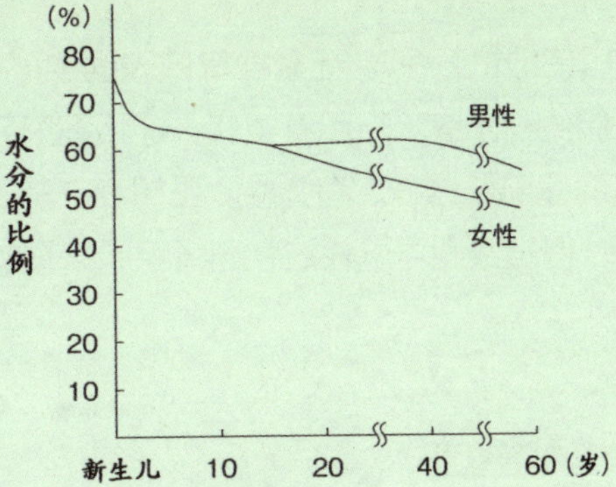

图7–6　所谓肌肤的衰老，就是水分的流失

人体的水分比例因年龄和男女之间的差别而异

（藤田，2004）

最近，在化妆品的成分中，比较受关注的是骨胶原和玻尿酸。骨胶原是细胞间物质之骨骼的形成物质。此骨骼内部虽然含有水分，但大量水分都是由骨骼中含有的类似于玻尿酸的粘多糖包裹着的。

也就是说，人的皮肤之所以会不再水润、皱纹增多，是因为细胞间的骨胶原变得粗糙了，且包裹着大量水分的玻尿酸随着衰老减少了。

很多女性都希望肌肤永远保持在水润、紧致的状态，如今，一种能够实现这些女性之愿望的美容素材“骨胶原饮料”受到了广泛关注。

骨胶原是蛋白质的一种。在紧挨皮肤表面的下一层组织“真皮”中，骨胶原约占 7 成。它起着类似于连接细胞与细胞之黏合剂的作用，从而使肌肤紧致、有弹性。正如我之前所说，骨胶原也会逐渐减少，但是我们可以通过补充骨胶原来预防肌肤的衰老（图 7–7）。

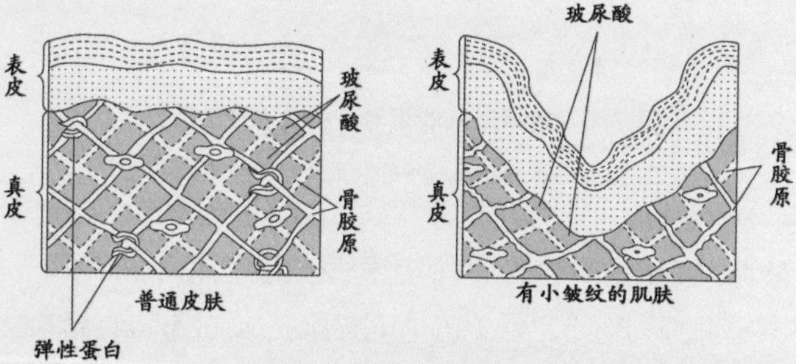

图 7–7　因骨胶原和玻尿酸缺乏水分而导致的有小皱纹的皮肤

人通过嘴摄取到的骨胶原会在人体内被分解成氨基酸，从而被吸收，因此，这样是无法使其直接变成皮肤的骨胶原的。通过这种方法摄取的骨胶原首先会被用于血管、关节、骨骼等身体内部，然后才会被用在身体表面肌肤的骨胶原上。

骨胶原约占身体蛋白质总量的 1/3。假设人体内的骨胶原会在半年的时间内更新，那么人一日就需要补充 10g 左右的骨胶原。

综合健康开发研究所（东京都港区）与菊地诊所（东京都世田谷区）的菊地宏和医生一起做了一个实验，实验内容是让 23 名 35 ~ 55 岁的女性（平均年龄 45 岁）每天喝一瓶含有 10g 骨胶原和维生素 C 的饮料，并让她们持续 6 周时间，然后分别在 1、2、4、6 周后测量她们的肌肤弹性值、皱纹凹陷的体积等。

这个实验是用一种叫做皮肤黏弹性测定机测定的。其结果为，通过持续六周摄取骨胶原，其皮肤整体平均值从 75.3% 上升到了 79%。其中，特别是肌肤原本极度缺乏弹力的女性上升率很高，有的女性（36 岁）的弹力值甚至一下子上升了 30%（图 7–8）。

与摄取骨胶原前相比，这些女性的皱纹数、深度、大小都降低了。

在询问自觉症状的调查问卷上，其效果也得到了认可。87% 的女性回答说“肌肤恢复紧致了”，在“脸的润泽度”、“化妆效果”方面，也有大约 7 成的女性做出了“改善了”的回答。

	化妆品	营养品	作用结构
辅酶Q10	○	○	将多余的糖分转化成能量，抑制皱纹的产生，具有抗氧化作用；预防由于运动而使肌肉遭到破坏。
α-硫锌酸	○	○	将多余的糖分转化成能量，抑制这些糖分附着到骨胶原上；有抗氧化作用。
维生素C和E	○	○	抗氧化作用
松香油（维生素A）皮肤再生	○	○	保持角质层湿润 保护皮肤细胞 皮肤再生
骨胶原	○	○	保持肌肤水润
玻尿酸	○	○	保持肌肤的水分量

在别人的评价方面，也有17%的女性做出了“别人说我变年轻了”的回答。

菊地先生将这些结果发表到了《诊疗与新药》(2004年12月)上。而且，他还说:“我看到了摄取骨胶原饮料，能够使肌肤弹力增强、皱纹减少、自觉症状改善等效果。”

最后，我用一张表总结了一下我之前所述的预防肌肤衰老的成分，以及其作用结构。

成纤维细胞的注入与大学校创医疗冒险事业

最近，医疗冒险事业也涉足到抗衰老领域了。他们灵活运用生物科学技术，开发出了能使肌肤保持水润的方法。

其中之一就是“成纤维细胞的注入”。

成纤维细胞位于真皮细胞中，它会接连产生骨胶原、弹性蛋白、玻尿酸。注入成纤维细胞一次，能保持3年时间。

在此之前，人们都是单独注入具有“去皱”效果的玻尿酸、动物骨胶原。据说成纤维细胞是自己的细胞，更自然，而且安全性更高。但是，成纤维细胞需要两三个月的时间才能见效。

培养这种成纤维细胞，需要一种特殊的技术。因此，经营这一事业的都是一些隶属于大学的冒险事业。具体方法是取耳朵内侧3mm左右的皮肤，用来培养“成纤维细胞”，然后注入皱纹、松弛的部分，但能够进行这一手术的东京银座医院“银座Riporobote”是与东京大学校创的医药冒险事业“Effector细胞研究所”联手做的。

RD三田诊所（东京都港区）与东海大学校创的冒险事业“CELLBANK”携手做这项事业，至今为止，他们已经进行了约400例的成纤维细胞注入手术，而且尚未出现什么副作用。

另外，正在计划将多项再生医疗项目实用化的名古屋大学上田实教授，与医疗冒险事业TES控股，正计划在各地开分店。据说在东京都港区，他们已经利用会员制医疗设施开始进行这项事业了。我听说名古屋市的LUCENT再生医疗中心也正在做这方面的准备。

此外，将从自己年轻时的皮肤中提取的成纤维细胞冷冻保存起来，待年老后用来移植的做法也正在进行着。

如上所述，我们“青春永驻”的欲望越来越强烈，灵活运用生物工学的最新医疗也将陆续涉足美容界。但是，这种成纤维细胞虽然是用自己的皮肤培养的，但从外部注入细胞的方法真的安全有效吗?

据至今为止的相关论文称，接受过这种治疗的当事人满意度达60%~80%。而且利用铸型所进行的实验表明，其有效率在25% ~ 70%。但是，如果是65岁以上的人，有效率就可能会比较低。

化妆品的新成分——“Pro–Xylane”

说到“抗衰老”，对女性来说，终究是抵抗“肌肤”的衰老。强调“找回10年前的肌肤”、“祛斑”、“皱纹黏合剂”等功效的化妆品陆续发售，而且这种热潮愈加盛行起来。

抗衰老诞生于20世纪90年代前后的美国，当时，抗衰老是作为一种追求健康的预防医学出现的。近年，追求健康的热潮顺风顺水，当然也推广到了日本，但最受瞩目的，是美容这个领域。

预防肌肤衰老的成分陆续被开发出来。

世界上最大的化妆品公司欧莱雅，开发出了一种叫做“Pro-Xylane”的物质。玻尿酸能够保持真皮中的水分，而这是一种能够促进玻尿酸等“糖胺多糖”合成的物质。这种物质是用山毛榉树中含有的木糖和丝氨酸合成的。

Pro–Xylane不仅仅能促进糖胺多糖的合成（这件事我们在事后才知道），还能够在表皮与真皮结合部位合成骨胶原、玻尿酸的接受体。

在以 50 名 45~65 岁的女性为对象的调查中，涂抹加入了 Pro-Xylane 的面霜之后，这些女性的“皱纹”数和长度平均减少了 10%~20%。

据开发这种物质的欧莱雅公司说，被誉为最有效的外用药的，是类维生素 A（维生素 A 的同类），而这种物质具有能够匹敌类维生素 A 的效果。而且，这种物质没有类似于类维生素 A 的那种令人担心的副作用，因此，欧莱雅公司似乎对它成为“抗衰老化妆品的标准”一事深信不疑。

抗衰老的食品与化妆品

最近，在抗衰老热潮中，健康食品公司正在研究预防细胞衰老成分等。另一方面，由于少子化等原因，食品市场的前景令人担忧，在这种情况下，食品公司利用自己在开发健康食品等过程中积累的知识，开始开发化妆品，而且化妆品的利润也比较高。因此，食品公司似乎已将此事业作为一个新的商机开始开发了。

而且，消费者似乎也认为这种用“能够食用的材料”制作的化妆品比较安全，让人放心。我听说，这些化妆品的销售情况很好。在老龄化进程中，抗衰老商品被视为一种需求量将增多的商品，我想，今后将会有更多的食品公司涉足化妆品领域。

有一个公司将用在健康食品中的“虾青素”和“六胜肽”等原料添加到了化妆品中。它就是日本制粉的子公司——日本日用保健公司，此公司发售了特别处理成抗衰老产品的化妆品品牌“AgeNo.”的系列产品。

活性氧是衰老的一个原因，而虾青素具有抑制活性氧发挥作用的功效。六胜肽则能够抑制人在笑的时候的脸部肌肉收缩，从而减少小细纹的产生。

日本的造酒公司 Mercian 新成立了一个叫做“Budou Labo”的公司，开始正式进军化妆品事业。这个公司发售了添加葡萄的树液——“葡萄发芽水”的化妆品。

据该公司称，发芽水具有生产骨胶原，使肌肤恢复青春的作用。不仅如此，黑色素过剩是产生斑点、色斑的原因，据说，发芽水还具有抑制生成过剩黑色素的作用。可以说，抗衰老化妆品都是以 30~40 岁的女性为目标客户群的。

据说鲨鱼肝油（肝脏的油）具有为肌肤保湿的效果，因罐头和鱼罐头而闻名遐迩的 MARUHA，计划用鲨鱼肝油作为老牌化妆品的原料，来扩大销售网络。

美化肌肤，从肠内护理做起

刚才一直在说关于预防“肌肤衰老”的话题，但我想大家都应该知道，仅靠对肌肤表面的护理，是无法真正达到美肤效果的。肠内环境与肌肤有着深切的关系。因此，如果肠内环境紊乱，不管如何通过化妆来护理肌肤，都不可能真正达到“美肤”的目的。也就是说，要想美肤，就要从肠内护理开始做起。

人的肠道内存在着500多种细菌，这些细菌大致可以分为有助于肠道机能的“有益细菌”和破坏肠道机能的“有害细菌”两种。只有这两者在肠内保持平衡，食物才会被消化，营养才能被吸收，人的身体才能保持在健康的状态下。但是，两者失衡的话，不但会损害人的健康，还会对肌肤产生负面影响。

首先，我来说一说如果肠内细菌失衡，人的身体将处于何种状况。

人的身体将处于“免疫力低下，容易疲劳”的状况；人的身体将处于“容易便秘，肚子隆起”的状况。而且，人的身体还将处于“肌肤松弛、失去光泽、粗糙不堪”的状况。

人要想增强肠道的机能，就要摄取有益细菌的饵料——寡糖、食物纤维等，从而增加有益细菌。但是，现代人容易由于饮食生活的紊乱等原因，导致肠内的有害细菌占据上风。

有害细菌会分解进入肠道内的蛋白质、脂肪，产生有害物质。如果肠内的老旧废物因便秘而囤积，这些老旧废物就会腐败，产生一种毒素。这些毒素不久就会被肠壁吸收，通过血液传遍全身。而且，这些毒素最终将流向肌肤，给肌肤带来危害。

我们必须知道，要想真正达到美肌的目的，仅注意对肌肤表面进行皮肤护理是不够的。

人为什么会衰老

在此之前，我大概讲了讲“抗衰老的科学”，我认为抗衰老科学如今还未得出真正的有科学依据的成果。但是，商业方面的“肌肤抗衰老”研究已经让我们看到了一定的发展，我想大家已经了解了这一层。

不过，不管我们在“抗衰老科学”上取得了什么样的研究成果，我们总有一天要死去。纵观所有哺乳动物，我们会发现，他们的寿命因环境和生活方法而各不相同，但是其寿命大多是由物种决定的。

例如，鼹鼠的寿命为 3 年，狗的寿命为 20 年，大象的寿命约为 70 年。我们可以看到，动物具有越是大型动物，其寿命越长的倾向。从这个角度来考虑的话，以人类的身体大小来说，已经是一种相当长寿的生物了(图 7–9)。

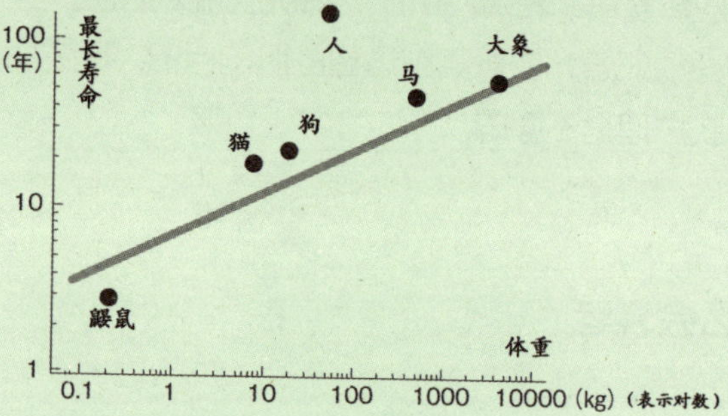

图 7–9　长寿与体重的关系

一般说来，体重越重的生物，越是长寿，但从人类的体重来说，已经是一种相当长寿的生物了。

（出典：田沼靖一，人为什么会衰老呢）

于 1997 年去世的法国女性詹尼·卡门被认为是至今为止最长寿的人之一，她享年 122 岁。这个年龄似乎已是人类的寿命不可逾越的极限了。

生物为什么会有寿命呢？又为什么会衰老呢？

我不知道准确答案，但我常听说寿命与因体重而异的能量消耗有关系。

哺乳动物的体温是保持恒定的，因此，身体越小，越需要消耗体内的能量。例如，大象的心搏是3秒一次，但鼹鼠的心搏是0.1秒一次。动物的活动速度越快，细胞中越会产生更多的有毒“活性氧”，遗传因子受到的损伤也越多。因此，鼹鼠的寿命就比较短，这种说法是比较有力的（图7–10）。

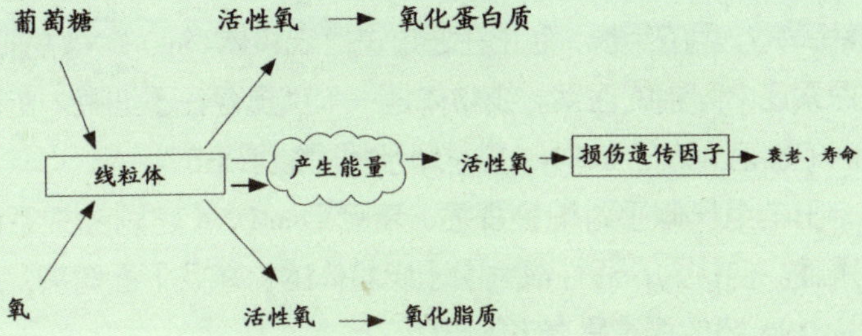

图7–10　寿命由活性氧决定之学说

有的学者解释得更简单，即“因为遗传因子是程序化的，正如衰老现象会产生一样”。还有人说，这是因为组成生物身体的细胞在分裂和被复制的时候，遗传因子会产生错误，这一错误一旦积蓄起来，就会出现不具备机能的细胞。

真的存在长寿遗传因子吗

如果不患生活习惯病或癌症，健康长寿是可能的，因此，很多学者都认为，与长寿有关的遗传因子是存在的。但是“长寿遗传因子”真的存在吗？

东京都老人综合研究所的田中雅嗣兼任着健康长寿染色体组探索研究小组的组长，他正在通过进行线粒体（mt）DNA的研究，来探索这个问题的答案。线粒体是一个负责存在于细胞内的能量代谢的器官。人的mtDNA是从母亲那里继承来的。

田中组长似乎对帕金森症、衰老与mtDNA之间的关系都很有兴趣。他认为，活性氧会由于线粒体的机能低下而增加，从而对mtDNA造成损害是衰老的原因。

mtDNA有16 500个盐基对，它会由于其变异方法，而被归入被称为“单倍型类群”的集团。田中组长对居住在东京和岐阜的96位百岁以上老人的mtDNA进行了调查，结果发现，在日本人大量拥有的单倍型类群“D”的变异中，他们身体中的“D4a”（8.3%）、“D4b”（17.7%）、“D5”（5.2%）的比率远高于那些不长寿的人们。

我们虽然已经知道了这种名叫“D”的单倍型类群与长寿有关，但在欧美，几乎没有谁的身体里含有“D”。

长寿遗传因子似乎存在，但它究竟是怎样发挥作用，从而让人长寿的呢？关于这一点，尚无明确答案。

此外，人类又新发现了几种与寿命有关的遗传因子。这些遗传因子多是与能量消耗有关的。甚至有实验结果显示，限制卡路里、降低能量消耗的老鼠寿命较长。据说还有实验通过操纵遗传因子，延长了老鼠的寿命。有的学者还说，我们只有了解了这些遗传因子的作用，才能开发长寿药和抗衰老药物。

但是我想，那一天真正到来，应该还需要一些时间。

最后，我来总结一下我在"抗衰老门诊"确认的"青春要素"吧（图 7-11）。从医学上来说，青春是由这些要素构成的。

	检查项目
1. 免疫平衡	NK细胞活性、IL-6的量等
2. 激素平衡	生长激素、甲状腺激素等
3. 活性氧与抗氧化能力	辅酶Q10、维生素B、维生素E、番茄红素等
4. 血管的动脉硬化程度	动脉壁的肥厚程度、血压、眼底检查等
5. 血液的衰老程度	胆固醇、中性脂肪、血液黏稠度等

图 7-11　医学上的年轻与检查项目

后记——125 岁的寿命

如今，世界上盛行研究“抗衰老”。面临老龄化社会的到来，任何人都想“永远健康地度过晚年”。到了我这个年纪，人会分成两种，一种是像我这样深居家中，每天仅仅在呼吸的人；一种是到现在还与年轻女性约会，并热情十足地过性生活的人。为什么会有这样大的差别呢?

答案非常简单，这是由每天是否过着能够提高免疫力的生活而决定的。

研究抗衰老得出的结论在全世界都是相同的。

我们的“免疫系统在一万年前已经形成，而且时至今日状态依然如初”。因此，虽然我们很享受现代文明，但在另一方面，我们应该在这样的环境中“采取与一万年前相同的行为”，倡导这一观念就是抗衰老。

我原来给这本书起了一个副标题——“健康地活到 125 岁! ”。从细胞学上来说，人类能够活到 125 岁，这种说法正逐渐成为主流。

在这十多年里，人们对衰老结构的研究飞速发展。人们主要是从三个视点来研究衰老的结构的，这三个视点分别是“从细胞数量的减少进行研究的视点”“从长寿动物开始进行研究的视点”“氧化障碍的视点”。

在“从细胞数量减少进行研究的视点”中，人们对细胞凋亡和染色体末端的“端粒”进行了研究。在“从长寿动物开始进行研究的视点”中，人们对“长寿突然变异体”——生长激素进行了研究。据说哺乳动物一生能够使用的能量总量是固定的。猿类和人类一生能够使用的能量总量之所以高，是因为猿类与人类的超氧等活性氧与其他动物不同，这一点已经在“氧化障碍的视点”的研究中得到了确认。而且，这些研究得出的结论是“人能够活到125岁”。

对于免疫力低下的日本人来说，本书是一本“成功抗衰老”的指南。我这个人比较喜欢文字接龙，所以在卷末，我用文字接龙[①]的方式总结了能够留住青春的九条习惯。如果大家能总是将它记在心里，从而使自己的免疫力大幅提高的话，我将荣幸之至。

最后，我要对引导我将一个很难的问题写成一本很棒的书的讲谈社生活文化第二出版部的津田千鹤，致以衷心的感谢。

写于上野的新研究室

① 译注：以下九条原则在日语的文字接龙游戏中是成立的，但在中文中无法成立。

藤田式 用文字接龙记忆

留住青春提高免疫力的⑨条习惯:

1. 在过于清洁的社会中，人的寿命将缩短
2. 肠道是非常重要的
3. 吃豆腐的人能够走得长远（长寿）
4. 文字接龙的用处不在于幽默
5. 全身的疾病可以通过接触大自然痊愈
6. 要运动的，但要适量
7. 喝水的话，皱纹便会消失
8. 恋爱，快来吧
9. 利用营养品让你的肌肤充满弹性

参考文献

[1]C·克罗利等人著.《抗衰老，更年轻》. X–Knowledge，2005.

[2]A·威尔著.《老得很健康》. 角川书店，2006.

[3] 尾本惠市等人著.《创造文明的动物》. 共立出版，1977.

[4] 藤田纮一郎著.《原始人健康学》. 新潮选书，2007.

[5] 藤田纮一郎著.《抗病性强的人与抗病性弱的人》. 幻冬舍，2007.

[6] 中岛泉等人著.《简单免疫学》. 南江社，2001.

[7] 伊藤真次著.《即使你不是克丽奥佩特拉》. 中山书店，1995.

[8] 安保彻著.《自律神经与免疫的法则》. 三和书籍，2004.

[9] 藤田纮一郎著.《寄生虫博士的生物学温习》. 讲谈社 +α 文库，2007.

[10]N·卡森著.《笑与治疗力》. 岩波书店，2001.

[11] 藤田纮一郎著.《水的健康学》. 新潮选书，2004.

[12] 藤田纮一郎著.《水不为人知的“超”能力》. 讲谈社 +α 文库，2006.

[13] 藤田纮一郎著.《恋爱的寄生虫》. 讲谈社 +α 文库，1998.

[14] 尾本惠市等人著.《人类的自我家畜化与现代》. 人文书院，2002.